# 查无此病

那些无法诊断却真实存在的病痛

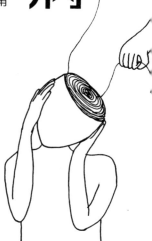

[日] 冈田尊司 著

赵艳华 译

中国科学技术出版社

·北京·

HATTATSUSHOGAI "GRAYZONE" SONO TADASHII RIKAI TO KOKUFUKUHO BY Takashi Okada
Copyright © 2022 Takashi Okada.
Original Japanese edition published by SB Creative Corp.
All rights reserved.
Chinese (in simplified character only) translation copyright © 2024 by China Science and Technology Press Co., Ltd.
Chinese (in simplified character only) translation rights arranged with SB Creative Corp., Tokyo through BARDON CHINESE CREATIVE AGENCY LIMITED, HONG KONG.
北京市版权局著作权合同登记 图字：01-2024-1904。

**图书在版编目（CIP）数据**

查无此病：那些无法诊断却真实存在的病痛 /（日）冈田尊司著；赵艳华译 . — 北京：中国科学技术出版社，2024.7
ISBN 978-7-5236-0417-5

Ⅰ . ①查… Ⅱ . ①冈… ②赵… Ⅲ . ①精神疗法
Ⅳ . ① R749.055

中国国家版本馆 CIP 数据核字（2024）第 039804 号

| | | | |
|---|---|---|---|
| 策划编辑 | 赵　嵘 | 执行编辑 | 何　涛 |
| 责任编辑 | 童媛媛 | 版式设计 | 蚂蚁设计 |
| 封面设计 | 东合社 | 责任印制 | 李晓霖 |
| 责任校对 | 吕传新 | | |

| | |
|---|---|
| 出　　版 | 中国科学技术出版社 |
| 发　　行 | 中国科学技术出版社有限公司发行部 |
| 地　　址 | 北京市海淀区中关村南大街 16 号 |
| 邮　　编 | 100081 |
| 发行电话 | 010-62173865 |
| 传　　真 | 010-62173081 |
| 网　　址 | http://www.cspbooks.com.cn |

| | |
|---|---|
| 开　　本 | 880mm×1230mm　1/32 |
| 字　　数 | 141 千字 |
| 印　　张 | 7 |
| 版　　次 | 2024 年 7 月第 1 版 |
| 印　　次 | 2024 年 7 月第 1 次印刷 |
| 印　　刷 | 大厂回族自治县彩虹印刷有限公司 |
| 书　　号 | ISBN 978-7-5236-0417-5 / R·3167 |
| 定　　价 | 59.80 元 |

（凡购买本社图书，如有缺页、倒页、脱页者，本社发行部负责调换）

# 前言

疾病没达到"发展障碍"的程度，为什么患者仍然感到生活痛苦？

今天，"发展障碍"这个词已经被越来越多的人熟知。因为很多人会对号入座，怀疑自己也存在发展障碍问题，所以前往医疗机构和咨询机构就诊的人数正在激增。怀疑自己患有发展障碍而前去就诊的人主要分为两种。

一种是周围人（包括父母、老师、工作伙伴或上司等）怀疑他有发展障碍的人。比较常见的是自己没有意识到问题而被父母带来检查的孩子，以及听从工作伙伴或上司的建议前来就诊的成年人。

另一种是本人意识到自己可能存在发展障碍的人。这类人群的数量增长非常明显。他们的共同点是一直以来生活得很痛苦，对活着本身感到困惑，不知道自己是怎么了，非常苦闷。他们对医生抱有期待，认为如果这一切都是发展障碍惹的祸，那么或许可以利用医疗手段来帮助自己解决问题。

无论自己主动就诊，还是在他人的建议下就诊，医生都必须进行详细的问诊、身体检查，以及发育评估检查，这样才有可能做出正确的诊断。为了得出更准确的结果，医生往往需要对患者进行多次检查以评估病情。

然而，现实情况是，很多医生连发育评估都没有好好做，只是通过敷衍的简单问诊和筛查测试就做出病情诊断，甚至开出药方，尤其在做出"ADHD（注意力缺陷与多动障碍）"诊断时，更容易出现敷衍诊断的问题。

注意力不集中和冲动属于多动症的非特异性症状，它的诱发因素有很多，有时不一定是因为多动症，也可能由其他因素引起。所以仅通过筛查测试来做诊断，医生会做出过度诊断，结果是半数左右患者可能被误诊。

与此相对的是，一些人花费了很长时间做身体检查，也做了发育评估检查，但最终结论却是他的发育情况并没有达到发展障碍的程度，而是处于"灰色地带"，即发展障碍的边界地带。

自己没有落入到发展障碍级别，本应该是件值得高兴的事情，但很多人的反应却很复杂。他们将自己生活痛苦的原因归结为发展障碍，而且花费大量时间、精力和金钱做各种检查，最终却只得到一个模棱两可的结论。他们不知道要怎样接受这个结果。

也有很多人认为，无法诊断为发展障碍意味着自己的生活并没有那么糟糕和痛苦。但如果是这样的话，自己如此痛苦难道只是反应过度吗？多年来承受的痛苦被这样轻描淡写地抹去，他们不但没有感到心情舒畅，反而更加烦闷难解了。

那么，如果被诊断为"灰色地带"，我们是否可以掉以轻心？是否可以不把它当作严重问题来认真对待呢？我们是否能够判定，与发展障碍患者相比，"灰色地带"患者的生活没有那么糟糕呢？

从我处理的大量案例来看，情况绝非如此。与发展障碍患者相比，"灰色地带"患者的生活痛苦程度不但没有降低，有时反而容易遇到更严重的问题。

由于没有达到发展障碍级别，所以"灰色地带"缺少来自社会的帮助和支持，他们可能会被要求解决一些有难度的问题，经常被迫与完全健康的人共同竞争。"灰色地带"中有相当一部分人在某一方面能力很强，所以人们对他们的期待也更高。这样一来，他们的生活痛苦程度不仅没有降低，反而容易因为期望过高产生的落差而痛苦。

不仅如此，"灰色地带"人士在生活方面有特殊的困难，这种困难与发展障碍患者有本质区别。在后文我们会看到，很多处于"灰色地带"的人都存在依恋问题和心灵创伤问题。

"灰色地带"并不是简单的"障碍未满"状态，与发展障碍人群相比，"灰色地带"人群的困难性质不一样。因此我们只了解发展障碍方面的知识是不够的，"灰色地带"人群还需要特殊的治疗和支持。与发展障碍相比，要解决"灰色地带"的问题，在某种程度上说，我们需要更广泛的知识，以及能够应对各种情况的实战经验和方法。只有这样，我们才能为"灰色地带"的人们提供量身定做的支援和帮助。但是，这一点至今仍没有被人们理解。

"灰色地带"这一用语可以用于两种场合。一种场合是幼儿时期症状还不明显，无法做出确切诊断；另一种场合常见于青少年和成人，他们的症状虽然很明确了，但是无法满足确诊所需的所有条件。这两者的含义有所不同。

针对幼儿和小学低年级儿童而言，"灰色地带"意味着我们无法确定他们的症状走向。而成人与青少年的"灰色地带"指的则是他们的症状和特点已经很明显了，但是没有达到诊断标准，所以被判定为"灰色地带"。

市面上有很多论述儿童"灰色地带"的书，也有只写成年人"灰色地带"的书。然而，事实上，这两者联系到一起，就是一个人的完整一生。

我们把这二者联系到一起，从这个角度来看待问题，就能够清晰地洞察到一开始发生了什么、应该怎样去解决问题。我们会知道现在的问题将来会导致什么结果、现在的困扰来源于孩童时代的什么特性或状况。将儿童与成人联系起来，我们才有可能更深刻地理解他们的问题，并做出必要的应对处理。

本书会举出很多事例，其中普通人的事例依据的都是真实案例，但是为了保护当事人隐私，全部都经过改编。特此说明。

# 目

# 录

第一章

# "灰色地带"症状较轻，所以没什么问题？

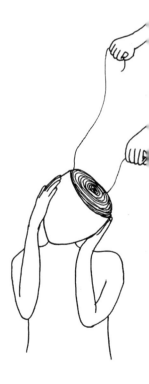

# "先观察看看"——儿童"灰色地带"的常见案例

\* \* \*

让我们先来看一下幼儿的常见情况。

小K从小就有些敏感，晚上很难入睡，也不喜欢婴儿辅食，母亲养育他非常辛苦。三年之后，他有了妹妹，这个妹妹出乎意料地非常好带，与小K小时候完全不同。

小K的发育有点迟缓。1岁2个月大的时候开始走路，可能因为脑袋大的缘故，他的平衡能力不好，总是摔倒哭泣。他动作笨拙，握笔和拿筷子的姿势很奇怪，多次被纠正仍然拿不好。

3岁体检时，医生告诉母亲，小K搭积木搭得不好，语言发育也有点慢，建议为他做干预（发育支援）。但是当时正好赶上妹妹出生，丈夫和婆婆也都说"我（孩子爸爸）从小也是这样"，于是这件事就不了了之了。

刚进入幼儿园时，小K怎么也无法适应新的环境，足足哭了一个月。之后，他虽然慢慢适应了幼儿园生活，但几乎不和小朋友一起玩，通常只是一个人待着，或者由老师带着玩。

不过，他在幼儿园的生活并没有遇到什么困难，即使默默看着其他孩子玩，似乎也没有感到难过。尽管如此，母亲还是很担心，与幼儿园老师交流过几次。有的老师认为这种程度算不得什么问题，也有的老师建议她带孩子去看看医生。

最终母亲决定去看医生。他们第一次去医疗机构是在孩子四岁的时候。检查之后，医生给出了"灰色地带"的诊断，意思是孩子虽然有发展障碍的倾向，但症状很轻，所以可以先观察看看。大概是因为孩子在幼儿园的学习生活没有大的麻烦，所以医生认为孩子的问题并不严重。

母亲松了一口气，但仍然有些许不安。就这样不做任何干预，小 K 到了上小学的年龄。一年级的时候，孩子在学校的生活没有遇到严重问题，课程也都跟得上。但是，到了二年级，一位以管教严厉著称的老师担任了小 K 的班主任之后，情况发生了变化。有一次，小 K 因为无法大声背出九九乘法表被老师在全班同学面前批评，之后他开始变得非常紧张。一到上学的时间，小 K 就说肚子疼，身体不舒服。

他开始经常请假。随着升入高年级，小 K 请假的频率越来越高。学校曾经问过母亲，是否让小 K 转入专门为发展障碍儿童开设的班级。母亲想起以前医生说过，孩子只是处于"灰色地带"，并不属于发展障碍，再加上丈夫和婆婆都强烈反对，所以最终还是留在了原来的班级。

母亲因为小 K 的问题感到非常头疼，再加上学校的强烈建议，于是她带着小 K 来到笔者的诊所检查。那时小 K 已经是四年级学生了。

在接受检查时，小 K 表现得很紧张，心不在焉地盯着别处。回答问题时，他只用三言两语简单说过之后，就无话可说了。他的表情有些淡漠，与我很少有眼神交流。我有点担心：这孩子只是"灰色地带"吗？

我们在检查发育特点时，通常会进行发育评估检查。小 K 虽然四岁时在其他医疗机构接受过检查，但是因为当时年龄不够，所以没有做过正式的发育评估。

我们现在开展的发育评估检查主要是韦氏智力测验。

韦氏智力测验包括针对儿童的 WISC（韦克斯勒儿童智力量表）和针对 16 岁以上青少年和成人的 WAIS（韦克斯勒成人智力量表）。这种检测的特点是除了能计算出检查对象的综合智商之外，还能计算出四种能力的指数。它们被称为群指数，分别是"语言理解指数""知觉统合指数（知觉推理指数）""工作记忆指数""处理速度指数"。

指数的偏差反映了检查对象在发育方面的偏重情况。考虑是否存在发展障碍，首先要看整体指数（IQ，即智商）与平均值的比较水平，此外，还要看四个群指数是否有偏差。

整体指数是判断检查对象是否存在智力障碍的依据。而如果四个群指数出现较大偏差，则怀疑存在发展障碍。这是当前业界的共识。

不过，即使群指数检测出较大的偏差，也无法据此诊断为发展障碍。说到底，医生要根据患者从小到大的症状，以及对生活的影响程度做出诊断。

也就是说，有很多病例虽然在发育评估检查中出现了较大偏差，但并不符合发展障碍的诊断标准。从小K被判定为"灰色地带"的例子来看，他的语言理解指数明显高于平均值，但是其他指数都比平均值低，与语言理解相比，甚至低了20个百分点。

这种发育不均衡的模式在阿斯伯格型自闭症谱系障碍中很常见，关于这个问题在后文我们还将详细讨论。高度紧张和腹痛等身体状况被认为是与自闭症相关的感觉器官超敏反应所致。

因为没有影响到生活，所以一直没有被重视。但是现在小K出现了意志消沉、缺乏非语言交流的问题。自闭症常见的刻板行为模式在小K身上表现并不明显，这可能也是他被诊断为"灰色地带"的原因之一。但是毫无疑问，小K在生活中遇到了很大困难。

而且，在数年之间，他的自闭症倾向逐渐明显，对生活的影响越来越严重。他的症状越来越向发展障碍靠近，已经不仅仅只是"灰色地带"了。

# 只观察而不采取措施，症状可能会加重

\* \* \*

就大多数案例来看，被诊断为"灰色地带"并不意味着"因为不是发展障碍问题，所以可以完全放心了"。在这种情况下，父母反而更应该坚定地去帮助孩子，因为今后的努力和付出会给孩子带来很大变化。

如果你把医生和专家的"先观察看看"理解成什么都不做，那么你就会错失一个很好的机会。越是年幼的孩子，这一点越是重要。当然青少年和成年人被诊断为"灰色地带"也不意味着可以什么都不做。

只是令人遗憾的是，对于处于"灰色地带"的患者，无论他们是孩子还是大人，医疗机构通常都不会积极处理。大部分医生都是嘱咐"观察一下看看"，然后就不了了之了。

但对于孩子来说，即使他们的问题并不严重，我们也应该尽早着手干预和训练，这会改善他们以后的症状。

即使被诊断为重度自闭症，通过早期的强化干预治疗也有可能帮助孩子恢复到与常人无异的状态，将延缓的发育给追回来。如果是轻度自闭症，早期干预和训练甚至能够使孩子的弱项变成强项。

　　反过来，一开始问题很轻微，我们看到"灰色地带"一词，认为这不是发育障碍，于是不加任何干预，任其自然发展，那么孩子的弱项会变得更加薄弱，初期较小的问题也会从某一时期开始突然变成严重的问题。

　　被幸运女神垂青，弱项可能会得到弥补，但放任问题不管，问题就会逐渐严重。例如试图回避自己不擅长的事情、失败之后失去自信、被误解或受到欺负、焦虑和心灵创伤带来继发性发展障碍等，问题往往变得更复杂。

　　在小 K 的例子中，在他三岁检查的时候，医生建议为他做干预治疗。这是一个机会，但是"灰色地带"的诊断却被父母理解为问题并不严重，将干预治疗的机会放弃了。如果当时他们意识到他们的行为会影响到孩子的未来，并立即开始着手干预，那么之后小 K 的发育情况和对学校生活的适应情况将会完全不同。

　　我们应当牢记，"灰色地带"绝不是观察一下就好，处于"灰色地带"的孩子需要密切关注和适当帮助，这将决定孩子的命运。

# 生活痛苦的根源在哪里？
## ——聚焦"灰色地带"的成年人

\* \* \*

年龄稍大一些的患者情况又如何呢？

有的人在成长过程中没有就诊过，一直到长大成人之后，甚至三四十岁之后才开始怀疑是发展障碍导致自己的生活和人生不顺利，于是前往医疗机构就诊。现在这样的患者数量正在逐年增加。自己的生活不顺，根源究竟在哪里？他们试图在"发展障碍"中找到答案。

U女士是一位四十多岁的女性。她觉得教师的工作很有意义，于是从几年前开始从事特别教育支援工作❶。其间，U女士学习了发展障碍的相关知识，与有问题的孩子接触，也和孩子的监护人交流。在这一过程中，她发现自己好像也存在同样的问题。

U女士经常犯一些粗心的毛病，她总是忘记把伞和眼镜放到哪里了。当她以为东西丢了的时候，别人又给她放回到桌子

---

❶ 针对残障儿童进行的支援教育活动，旨在了解他们的教育需求，帮助他们解决学习和生活上的困难，引导他们融入社会中，使他们更加自立。——译者注

上。每到这时她都会想：难道自己忘性大的特点已经尽人皆知了吗？这让她感到很惭愧。有的时候她的东西不见了，她四处寻找仍找不到，最后却发现自己把它夹在了腋下。

U女士一旦集中注意力就会忘记其他事情，这段时间总是过得飞快，所以她常常错过会议和面谈时间。

这些症状与粗心大意、总是忘东忘西的孩子如出一辙，于是U女士觉得自己可能也是多动症患者。

U女士的烦恼不止于此。U女士有过几个异性朋友，相处之后，异性朋友与她的关系变得越来越亲近，但是当异性朋友尝试进一步接近她时，U女士就开始害怕。她害怕对方进一步了解自己，于是她的态度会突然变得冷淡客气。她无论如何都做不到向对方撒娇，也无法向对方展露真实的自己。

在这一点上，工作更能带给她安全感。在教师这一面具下，她可以把不想暴露的自己隐藏起来，而且认为这些也没有必要暴露。她逐渐开始认为，自己的一些表现，例如，无法向人敞开心扉、什么事情都一个人扛着，等等，或许是因为自己患有发展障碍。

实际上，我见到U女士时，能够感到她是一个非常认真努力的人。她也自认为是工作狂，工作强度很大，一直在加班。她对别人的态度和反应很敏感，总是把别人的重要性放到自己之前。

因为这种讨好型人格多数都受到亲子关系的影响，所以我询问了她的家庭情况。询问后得知，她的家庭总处于紧张状态。她在家中一直提心吊胆，担心脾气暴躁的父亲又发火。母亲也总是在讨好父亲。即使 U 女士的主张是对的，但是因为激怒了父亲，所以她总是被母亲训斥。父亲很早过世了，当时 U 女士感到更多的是解脱，而不是悲伤。

但是即使在父亲去世之后，U 女士的生活仍然不稳定，照顾没有生计的母亲和支撑家里经济的任务落到了 U 女士身上。她不顾一切地努力，无论在学习上还是工作上都得到了认可。在这一点上，她觉得自己做得很好，但有时也会想自己如此拼命究竟是为了什么。

就 U 女士而言，20 多年来，她尽职尽责地做好教师工作，没有大的过失，所以不太可能存在"障碍"程度的发育问题。本来，要做出多动症的诊断，患者一定是在 12 岁之前就开始出现注意力不集中、多动、冲动的症状。但是 U 女士从小学开始就成绩优异，是一名优等生。这一点并不符合诊断标准。

但是 U 女士现在的确因为注意力不集中而犯错，她因此感到烦恼，觉得人生很不顺利，所以肯定在哪里还存在某些问题。

事实上，人们常常将过度谨慎、胆小怯懦与多动、注意力不集中相混淆。在被虐待的环境中长大的人，成年后会逐渐出现类似多动症的症状。

我为 U 女士做了依恋测试（通常在发育评估检查中不会

做这一项检查），结果表明 U 女士存在依恋人格，属于不安全依恋类型中的恐惧 / 回避型。这种类型害怕受到伤害，避免向人敞开心扉，回避亲密关系。U 女士一直纠结于自己无法和人建立亲密关系，这一点与这种依恋心理密切相关。

以上我们可以看出，相比起遗传因素导致的多动症，U 女士的问题更有可能来自小时候不稳定的成长环境导致的依恋障碍（依恋创伤），是依恋障碍引发了她类似于多动症的症状。

这种情况也被称为发展性创伤障碍，常见于生活在缺乏安全感的、不稳定的环境中。从小遭受虐待的人，身上经常伴有类似于多动症的症状。

U 女士无法得到家人的认可，她只好付出数倍于其他人的努力来获得第三方的肯定，以此保持内心的平衡。这会导致她工作过度，成为工作狂，同时长期睡眠不足也会导致注意力难以集中，在工作中频繁出错。

仅从发展障碍的角度来诊断，U 女士的症状无法被确诊为多动症，而是处于"灰色地带"。但是当我们考虑到成长环境的影响、依恋关系等因素，就能发现更核心的问题。其实这种情况不是 U 女士独有的，"灰色地带"中的类似案例还有很多。

# 疑似多动症患者的生活困难程度更甚于真正的多动症患者

\* \* \*

几年前，研究人员在新西兰开展了一项长期队列研究。研究结果表明，成人多动症与儿童多动症无论在受影响的人群还是症状特征方面都存在巨大差异，大部分成人多动症并不是真正意义上的发展障碍。

队列研究是证明因果关系最可靠的方法，正因如此，发育专家们对这一结果都感到非常吃惊。因为他们大多数人都认为，小时候曾经患有多动症的人成年后也一定会患上多动症。

事实上，那些被诊断患有成人多动症的患者，他们都是从 12 岁以后才出现症状，并且随着年龄的增长，症状日益加重。

这项研究的另一个重要发现是，与真正意义上的多动症相比，成人多动症患者虽然在神经方面的障碍程度较轻，但是他们在生活中感受到的困难却高于真正意义上的多动症患者。

事实上，在"灰色地带"的人群中，有相当一部分人面临着各种麻烦和困难，有的还患有精神类疾病。他们经历的辛酸和痛苦丝毫不亚于发展障碍患者。

那么，成人多动症的本质究竟是什么？

这虽然不能简单归结为一个原因，但可以肯定的是，他们当中的很大一部分人都遭受过某种形式的虐待，在成长过程中受到过父母的否定，缺乏安全感，有过悲惨的遭遇。与没有受到这些因素影响的人相比，受到这些因素影响的人患有多动症（准确地说，是与多动症很难区分的疑似多动症）的风险高出数倍。

# 很多"灰色地带患者"都存在依恋人格 或心灵创伤

* * *

"边界线"问题并不单纯只是边界问题，我们将再举一例加以证明。

边缘型人格障碍曾经被认为是一种介于精神病和神经症之间的状态，所以人们用"边缘"一词来指代这种人格。但是后来几十年中，人们发现，实际上这是一种不同于精神病和神经症的另外一种疾病，而且患者生活的困难程度和疾病的治疗难度并不亚于精神病和神经症。

近年来，学界终于搞清楚了边缘型人格障碍的病因，它是由依恋障碍和由此带来的复杂创伤（不是由单一的强烈恐惧经历引起，而是由一系列相对轻微的创伤引起）引发的。

同理，"灰色地带"与发展障碍之间，不仅仅是症状程度上的区别，二者发病的原因也有性质上的不同。那些感到生活困难、前来主动就诊的人，他们肯定有某些问题，这些问题不能简单用症状轻微来解释。

"灰色地带"人群中，有的人存在发展障碍的倾向，但好在症状轻微；还有很多人的问题由依恋障碍、精神创伤引发，只是症状上与发展障碍相似而已。

如果只是轻微的发展障碍，对生活的影响没那么严重，那么通过了解掌握发育特点，开展适当的应对和训练，"灰色地带"的患者也可以过上正常人的生活，拥有满意的人生。

但是，如果患者存在依恋障碍或心灵创伤，那么即使症状较轻，他们的心灵也很难得到宽慰，心理问题无法得到解决。医生在做出"灰色地带"这一诊断时，一定要注意患者是否存在依恋障碍或心灵创伤，如果存在，那么就要想办法解决这一问题。医生如果无法理解，就无法帮助患者改善他们的生活困难。

要做出清晰准确的辨别，医生首先必须了解"灰色地带"究竟是怎样的状态。

# 与发展障碍的症状相似，但无法被诊断为
# 发展障碍

\* \* \*

如今，人们对于发展障碍已经有相当的认识，网上的相关资料也有很多，有越来越多的人觉得部分症状在自己或孩子身上也出现过，于是怀疑自己或孩子也存在发展障碍问题。他们频频前往医疗机构就诊，接受检查。在这部分人群中，有的被诊断为发展障碍，但也有很多人被告知处于"灰色地带"，无法确诊。

如果我们把障碍等级比喻为山顶，那么"灰色地带"就是从山腹到山脚的部分。八合目❶以上为"障碍"等级，六合目、七合目无法被诊断为"障碍"，而被当作"灰色地带"。正如山脚比山顶面积更大，在临床中，"灰色地带"人群比"发展障碍"患者数量多得多。

以我们更容易理解的智力障碍为例。

通常被诊断为智力障碍的人都是 IQ 低于 70 的人，这类人

---

❶ 登山时从山脚到山顶的路程单位。根据登山困难程度，日本将整个路程分为10 份，山脚为零合目，山顶为十合目。——译者注

占普通人的 2.2%。但是被称为智力障碍"灰色地带"的边缘智力患者（即 IQ 在 70~85 之间，有的观点是 70~80 之间）的数量却占了普通人的百分之十几。也就是说，"灰色地带"的人群数量是智力障碍患者的数倍之多。

通常认为，无论是自闭症还是多动症，它们是一种谱系障碍，谱系中的严重程度各不相同。虽然真正达到"障碍"级别的患者数量只占正常人的百分之几，但是因为相关症状导致生活困难的人数却是患者的数倍之多。

更多处在灰色地带的人只满足部分诊断标准。例如，假设某种疾病必须满足 A、B、C 三个条件才能做出诊断，而处在"灰色地带"的人可能只满足 A 和 B，或者 B 和 C，或者 A 和 C，或者只满足 A、B、C 中的某一个，但是其症状较严重，疾病给生活带来很大影响。光是灰色地带就可以被假设出 6 种模型，不同模型的症状有很大差异，它们就像完全不同的疾病一样，病情以及对生活的影响都各不相同。

每种不同的情况都与患者的个性和特点有关。无论怎样处理这种疾病，有一点我们都必须做到，那就是必须充分了解它究竟是怎么回事。仅凭诊断名称根本无法了解它的内容，更遑论"灰色地带"这种模糊说法了。只有加深对每种特征的了解，我们才能找到必要的应对之策。

# 第二章

# 不断重复相同行为的人
## ——强迫症状：执着症

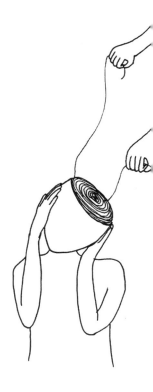

# 执着于某一种行为模式

\* \* \*

存在发展障碍，或者有发展障碍倾向的人有着各种不同的特点，其中一个特点就是执着于某一种行为模式。如果这种行为模式被打断，或者在行动过程中出现意料之外的情况，他会感受到很大压力。此外，也有很多人喜欢重复相同的行为模式或惯例，如果不这样做就会感到焦躁不安。

不过，仅凭这一种症状不足以诊断为发展障碍。尽管自闭症谱系（ASD）的特征之一是重复相同行为，但是要诊断为自闭症，除了这种症状之外，患者还必须同时存在沟通和社交障碍问题。所以即使一个人有明显的强迫症状，并因此而感到困扰，但如果他没有严重的沟通与社交障碍，可以和朋友进行正常交流，那么他就不符合自闭症的诊断标准，只能被认定处于"灰色地带"。

有一种疾病，只通过重复动作便可以确诊，那就是刻板运动障碍。刻板运动障碍的特点是不断重复某种简单动作，常见于自闭症患者。如果患者达不到自闭症的确诊标准，但是刻板行为已经给他的生活带来严重影响，就可以被诊断为刻板运动障碍。

如果患者只有刻板行为这一种症状，那么这仅仅会被视为某种特征，我们无法凭此做出疾病诊断。

另外，感觉过敏也是自闭症的常见症状，但是如果只有这一种症状，则既不属于自闭症，也不属于自闭症之外的其他发展障碍。

根据 DSM（美国精神病学协会精神障碍诊断和统计手册）的诊断标准，必须同时满足社交障碍和局限性重复行为这两个条件，才能被诊断为自闭症，这两个条件缺一不可。"局限性重复行为"的症状包括以下四种：①刻板动作；②坚持相同的行为或想法；③对特定对象的强烈兴趣；④感觉过敏或迟钝。当出现两种或两种以上症状时，就可以诊断为局限性重复行为。

"局限性重复行为"这一名称较为拗口，所以我们将其称为"强迫症状"或"执着症"。上述四类症状的共同点是对自己关心的事情有强烈的关注，对其他事情则漠不关心。

这四种症状经常同时存在，所以我们认为它们具有共同的神经学基础。尽管我们对其中的机制尚不明确，但就我们已经掌握的情况来看，当前额叶皮层受损时，患者容易重复同一件事或坚持同一件事，而且这种行为很难改变。因此，我们认为前额叶皮层的功能退化是导致强迫症状的因素之一。

当催产素等激素、血清素和 y-氨基丁酸（GABA）等神经递质无法正常工作时，患者的强迫症状会变得严重。

　　要做出自闭症的诊断，患者必须同时伴有强迫症状和社交障碍。目前，医学界不太强调强迫症状，他们认为仅凭强迫症状不足以做出发展障碍的诊断。患者如果只存在强迫症状，而社交沟通障碍并不严重，那么在这种情况下，他或者被诊断为刻板运动障碍，或者被归类于"灰色地带"。

　　但是现在的问题是，比较严重的强迫症状是否应该被归类于"近似自闭症"的状态呢？因为有很多案例显示，患者的强迫症状对生活的恶劣影响丝毫不亚于社交问题对生活的影响。

　　本章将主要针对强迫症状（执着症）的特征、病因、病理、治疗和应对措施等方面展开论述。首先，我们看以下四种强迫症状。

## 第一种：刻板动作

　　如字面意义所示，刻板动作指的是反复重复同一种运动或动作。患有自闭症的孩子可能会反复跳跃、旋转，以固定模式排列物体、旋转它们，喊叫同样的内容，无休止地反复敲打物体，并且永不满足。有时他们会重复同一种自残行为，例如抠手指、咬嘴唇或敲打头部等。

　　轻症的孩子容易出现的症状包括在房间里走来走去、反复打响指、反复在手指间转动铅笔、不断摇动椅子等。对有的孩子来说，这些行为已经成为一种习惯，也有一些孩子只在精神高度紧张时才会出现这些行为。对大部分孩子来说，这些行为有助于分散注意力，能够帮助他们稳定情绪。因此，这些问题很少引起家长的重视，除非它伴有自残或极度多动症状。

但是，当幼儿出现反复搓手动作时，家长必须要注意了。因为宝宝可能患有一种被称为"雷特综合征"的疾病。雷特综合征是一种先天性疾病，孩子在出生后半年内发育正常，但在发育过程中自闭症倾向或智力发育迟缓问题会逐渐显露出来。这种疾病属于 X 染色体显性遗传，所以，患者中女童占大多数。

虽然刻板动作的病理机制尚未完全阐明，但已知存在几个致病因素。一是由于抑制神经细胞兴奋度的神经递质 GABA 的活性较弱。 另一种是由维生素 D 缺乏引起的。据报道，维生素 D3 补充疗法可以有效改善此种情况下的症状。另外，压力较大和被孤立等环境因素也会导致患儿病情恶化。

## 比尔·盖茨的一个广为人知的习惯

微软创始人比尔·盖茨在小时候出现了社会性发育迟缓的问题，母亲为此很担心，甚至想过让他推迟一年入学。盖茨喜欢看百科全书，知识丰富，但却不大擅长与朋友交流。尽管如此，他还是开创了自己的事业，并将微软发展成全球性企业。

即使在微软成为一家大公司之后，比尔·盖茨仍然

保留着小时候的一个习惯。那就是剧烈摇晃椅子，这个
习惯在微软内部也非常有名。当他全神贯注思考时，这
个动作会更加激烈。

## 第二种：坚持某一种特定行为和思维模式

刻板动作指的是重复简单的身体动作（包括发声），而坚
持某种特定行为和思维模式指的是不断重复更复杂的行为。它
不限于单纯的行为模式，还包括坚持僵化的、缺乏变通的思维
和观点等。

例如，每次必须坐在固定的座位上，每次必须点相同的
菜，否则就会感到秩序失衡，每天重复一个固定的习惯，迂腐
地重复形式化的问候，一旦被打断就会感到非常不安……这些
都是日常生活方面的问题，还有的人顽固地坚持某一种原则或
思想。无论哪一种表现形式，它们都具有相同的特点。

另外，强迫症状还包括一旦开始讲话，即使知道讲得不
对，也要坚持讲下去的情况。一旦习惯的形式或做法发生变
化，就会感到压力和混乱、无法接受等。

有强迫症状的人群占正常人的比例大概多少呢？日本在
这方面的大规模调查很少，但有一项针对初中生家长的调查
（鱼住，2005）。其中一个问题是："您的孩子特别在意惯常行

为和惯常细节吗？"回答"非常符合"的人占了 5.8%，回答
"非常符合"和"比较符合"的人占了大约三分之一。从中可
以看出，强迫症状是我们身边的一个常见的问题（表 2-1）。

表 2-1　面对初中生家长开展的关于"强迫症状"问题的调查

| 您的孩子特别在意惯常行为和惯常细节吗？ | | |
|---|---|---|
| 选项 | 回答数 | 占比（%） |
| 非常符合 | 82 | 5.8 |
| 比较符合 | 399 | 28.4 |
| 比较不符合 | 565 | 40.2 |
| 非常不符合 | 342 | 24.3 |
| 未回答 | 18 | 1.3 |
| 合计 | 1406 | 100.0 |

在很多情况下，坚持固定的行为模式还表现为对更高等
级行为规范的坚持。有时他们固守某一规则，必须遵照固定的
模式生活，否则就会感到焦躁不安，无法正常工作。他们可能
不愿意结婚或生孩子，因为他们不喜欢改变自己的行为规则和
生活节奏。

### 作家村上春树的例子

作家村上春树从小就是一个性格内向的孩子，喜欢
读书和弹钢琴。他是独子，这在当时很少见，或许这也
是影响他性格的因素之一。

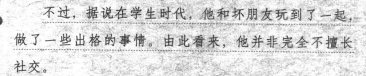

　　不过，据说在学生时代，他和坏朋友玩到了一起，做了一些出格的事情。由此看来，他并非完全不擅长社交。

　　高中复读一年之后，他考入了早稻田大学，遇到了一个女孩。这个女孩后来成为他的妻子。他和妻子开了一家爵士咖啡店，生意兴隆。咖啡店的经营有妻子的功劳，但作为经营者，村上春树应该也有一定的经营天分。

　　后来，与村上春树同期活跃在文坛的作家们也到访了他的咖啡店。其中一位作家中上健次在与村上春树的交流中讲述了当时对他的印象。

　　中上直言不讳地问："你几乎不与客人们交流吧？"村上春树苦笑着辩解："并不是这样。我本来就不是健谈的人，而且有的客人在工作，所以我觉得与客人搭话不太好。大家都说我太冷淡，不招人喜欢，但实际上我是竭力想表现得更随和一些，想去讨好客人的。"

　　从村上春树的话当中，我们能够感到，他的性格中有不主动和退缩的一面。可以确定的是，这种性格特点为他带来了细腻的感受，帮助他写出优美的文章。

　　村上一方面忙于咖啡店的经营，一方面还抽出闲暇时间伏案写作。尽管他的生意很成功，但是在他内心里或许认为自己并不属于那里，希望能够离开那里。所以在斩获新人奖之后，村上春树毫不留恋地转让了咖啡店，决定专心写作。

如果他对生意也有野心，或者出于为家庭经济考虑，选择继续经营咖啡店，那么或许就没有我们今天看到的作家村上春树。从某种意义上说，笨拙地追求一条道路，为他带来了巨大成功。

村上虽然结婚很早，但却一直没有孩子。当被问及原因时，他这样回答："有一段时间我和妻子也在犹豫是不是应该生个孩子，但是当时我们都忙于经营咖啡店没有时间。就这样，生孩子的事情一直拖了下去。在此期间，二人世界的生活被固定下来了。"

"尤其像我这种工作，每天都得在家写作。一旦有了孩子，我担心工作无法进行下去。而且我是一个固守规则和习惯的人，不喜欢给我的生活中增加新的东西。"

村上春树固守自己的世界，这使他能够在作品中创造出精致完美的世界。

## 如果过分在意正当性……

尽管坚守自己的风格会带来高水平的创作能力和工作能

力，但是过度向他人主张自己的风格和价值观，却会带来很多麻烦。

最常见的情况就是对家人或周围人的行动指手画脚，横加干涉。有的人每每开口，就是指责孩子或配偶的不足。他们顽固地坚持某种行动规范，不允许出现丝毫偏差，一旦出现偏差，就会毫不留情地指出来。

他们会在不知不觉中支配甚至虐待家人，从而导致孩子和伴侣出现不安全依恋障碍，有时甚至会患上复杂的创伤后应激障碍（PTSD，一种由相对轻微但持续性创伤引发的疾病）。

### "不要再让妈妈这么辛苦了"

E女士三十多岁，职业是公务员。她从小就性格直爽，遇到不合情理的事情总是忍不住出声反驳。尽管她学生时代成绩优秀，但由于这种性格，一直被老师看作是麻烦学生。

她的父母很少将感情流露在外，父母几乎从不曾温柔地包容她的撒娇，或者表扬她。不过成绩优秀这一点得到了父母的肯定。这给了她自信，她相信任何事情的成功都是通过双倍努力换来的。

E女士丈夫的性格与她完全相反。他对自己缺乏信心，收入也不稳定。但是不知道哪一点吸引了E女士，

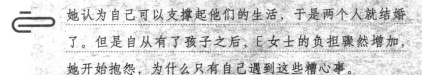

她认为自己可以支撑起他们的生活，于是两个人就结婚了。但是自从有了孩子之后，E女士的负担骤然增加，她开始抱怨，为什么只有自己遇到这些糟心事。

于是，不知不觉中，E女士从早到晚都在批评抱怨丈夫和孩子。因为自己没有体验过温馨的家庭，所以E女士希望能够创造出温暖的家庭氛围，但是为什么结果会是这样？她百思不得其解，尽管如此，对于丈夫和孩子的行为，她仍然忍不住出声干涉。

E女士的丈夫和孩子都是我行我素、大大咧咧的性格，尽管经常被E女士干涉指责，却仍然按照自己的方法行事。每当这时，E女士就忍不住大声抱怨。别人的行为不符合自己内心的标准，E女士会因此感受到很大的压力。

E女士觉得自己为了家人付出了很多，而丈夫和孩子却没有做出过任何努力。她对他们感到非常不满和愤恨。她常常把"不要再让妈妈这么辛苦了"挂在嘴边。E女士感到筋疲力尽，来到我的诊所寻求帮助。

后来，E女士接受了认知行为治疗，逐渐意识到自己的问题，自己总是期望对方按照自己的规则行事，而无视对方的性格特点和感受。她还注意到，自己总是看到对方的缺点，却看不到优点，她总是因为对方的缺点

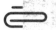

而感到不满。

她发现，当问题发生时，她总是归咎于他人，但事实上，出现问题也有自己性格的原因。她意识到，与其改变对方，不如尝试改变自己的认知，这样不仅自己的生活能变得更轻松，对方也更容易向好的方向转变。

## 过分有正义感是好事吗？

如果一个人抱怨的对象是家人，家人一般都会体谅他，出现问题都能一起想办法解决掉。但是，如果他将攻击的矛头对准外人，就会给他的社会生活带来阻碍，有时还会变成大麻烦。

一个人正义感过强，无论对方是上司还是政府机构，他都会与之争辩。他无法做到妥协，无法不去追究，即使隐约明白一旦开口就会有麻烦事，还是忍不住表达出来。结果，不出意料，他与周围的关系开始出现矛盾。

影视剧中的主人公大抵是这种性格，他们不顾困难，与穷凶极恶的人战斗。但是在现实世界中，这样做会使你的人生变得非常悲惨。

## 学者生涯中的"哥白尼革命"

50多岁的U先生从事研究工作多年，在大学有一份不错的职位。

U先生一旦专注于一件事，便会废寝忘食地投入其中，直至做出成果。他在人际交往方面也很活跃，能够轻松主动地与人打招呼，和朋友、同事、后辈研究生、年轻学者一起喝酒，在社交方面如鱼得水。

他会为读博士后的后辈介绍工作，与他们谈心。大家都认为他很会照顾人，他自己也承认这一点。他还追求了一位同为学者的女士，成功地把她娶进门。由此可见U先生的热血行动力。

然而，就是这样的U先生，他的人生过得并不顺遂，原因就在于他的强烈正义感。

大学中等级森严，教授位于金字塔的顶端，他们的话不容反驳，在这里很多事情并无道理可言。从年轻时开始，U先生就对大学的陈规陋习以及由教授决定人事考核的制度颇有微词。

但是，那时他还年轻，地位很低，所以只能忍受和顺从。后来，他的科研业绩不断提升，他开始被圈子认可。于是他逐渐开始坚持自己的观点，无论对方是谁，他都毫不客气地加以反驳。

教授们开始厌烦他，U先生也进退两难，最终他在院系中无法立足，多次被排挤到其他院系或大学。幸运的是，有人欣赏他的科研能力和业绩，愿意伸出援手，使他能够继续做研究。但是，几年之后，U先生又与帮助他的人产生了龃龉。

一直以来，U先生都认为问题出在别人身上，是那些人不负责任、不讲道理。这个世界有很多不合理的事情，但是许多人却对此视而不见，他因此感到义愤，认为即使自己势单力薄也必须要发声。

但是，几次发声之后，他得到的评价却与自己的努力完全不符。在这样的现实面前，U先生开始反思，自己是否也存在一些问题？最近常常听到人们谈论"发展障碍"，自己是否也存在发展障碍？是不是"发展障碍"这种疾病导致了这些不必要的矛盾？

人类的宇宙观曾经发生过巨大变化，由原来的地心说转变为日心说，这就是"哥白尼革命"。现在，U先生作为一名学者，他试图站在客观的视角来审视自己，找到真实的答案。

在U先生的案例中，他的确存在性格方面的缺点，例如，想法不够全面，有失偏颇；只看到自己的想法，而忽视了对方的感受；等等。但是他具有出色的沟通能

力，同时也具有团队领导能力，所以在社交方面的问题
并不严重。

而且，他从小发育良好，几乎没有感觉过敏、重复
相同动作的问题，也没有行为笨拙的问题。

但是，他的另一些特点——例如，专注自己的兴
趣，而忽略其他事情；固守自己的行动准则，无法接受
他人的行为和想法——却符合自闭症的特点。

U先生的这种情况也会被划分到"灰色地带"。为
了避免以后重蹈覆辙，U先生必须要深刻理解自己的性
格特点，并采取应对措施。

那么我们应该怎样看待U先生的"强迫症状"呢？

## 执着气质与强迫性人格障碍

固守某种特定的行为准则、思考或情感，这种特点类似
于精神病学家下田光造曾经说过的"执着气质"。

执着气质反映在性格上，通常呈现出来的特点是"热心
工作、痴迷、彻底、正直、一丝不苟、强烈的正义感、不会糊
弄欺骗、不懒散"。下田认为，执着气质的机制在于，拥有这
种气质的人一旦投入到某种感情中，就无法解脱或转换，常常
会一直持续下去。换句话说，对相同事物的执着意味着不擅长

转换。

下田认为，执着气质是躁郁症的病前性格。在这类人身上，不眠不休努力工作的时期与疲惫抑郁的时期交替出现。即使达不到躁郁症的诊断标准，拥有执着气质的人的行为和心理也会出现巨大波动，他们有时会因为事情进展顺利而兴奋，有时会出现疲劳和不满，感到麻烦增多，做什么事情都不顺利。

我们从前文给出的 U 先生的例子中，也可以看到这种倾向。执着气质不仅见于有躁郁倾向的人，也见于易患抑郁症的人。

根据近年来普遍使用的人格障碍分类，执着气质接近于强迫性人格障碍。

强迫性人格障碍指的是责任感和义务感较强，要求自己遵守某种规范，不能灵活变通的一类人。他们不擅长变通，总是要遵循惯例，墨守成规。出现这种性格倾向，但达不到疾病诊断标准的，通常被归类为强迫性人格类型，或简称为强迫性人格。

执着气质与强迫性人格障碍的共同点是，他们都试图固守和维持某种义务、责任或规范，不会变通。归根结底，这些都是执着于特定行动或想法的强迫症状。

我们首先必须意识到自己的这种性格特点，才有可能与这种特点和平共处，进而扬长避短。另外，我们还有一些有效的干预方法，例如，将自己的行为记录下来，用以回顾反思；

或者通过心理咨询或认知行为疗法来改变待人接物的方式。

如果你能客观地看待自己的特点，就能避免同类问题的反复出现。

## 第三种：对特定对象的强烈执着

强迫症还有一种不同的类型，例如：对车非常讲究。这样的人会重视其他人没有注意到的微小细节。不同于反复重复同一件事的强迫症类型，这种强迫症是对细节的过度关注和对某些领域的强烈兴趣。

其特点是对自己感兴趣的部分异常关注，哪怕是极小的差异也不放过，而对其他部分则漠不关心，完全不想去了解。

对一件事情特别关注，这种性格特点推动了科学的进步，帮助人类不断发展。我们阅读诺贝尔奖得主的传记或自传时，会发现他们中的很多人从小就对某个事物抱有特殊兴趣，并且为它花费了大量时间。

有的人热衷于化学实验、电路、天文观测、无线电，收集昆虫或岩石。获得诺贝尔化学奖的福井谦一从小痴迷于收集昆虫，此外他也喜欢收集从矿物到邮票，甚至火柴盒标签在内的所有东西。

以《裸猿》(*The Naked Ape*) 等作品闻名于世的动物行为学家德斯蒙德·莫里斯 (Desmond Morris) 从小就热衷于饲养动物。他家整栋房子的水槽和水池中都有蜥蜴、青蛙和蛇在爬行，害怕爬虫类动物的母亲吓得要死，但是为了不打扰孩子感兴趣的事情，母亲并没有阻止他饲养动物。

一般来说，随着年龄增长，人们的兴趣也会发生变化。只有少数人能够在成人之后仍然保留儿童时代的兴趣。对特定领域抱有极大热情和强烈好奇心，这是他们的共同点之一。

有的特点有利于自身发展，有的特点却是疾病的征兆，那么这二者的区别在哪里呢？事实上，这两者几乎无法区分。优势和劣势永远是同一枚硬币的正反面。

这种性格特点也是自闭症的诊断项目之一，但是仅凭这一个特点，无法被诊断为自闭症。因为拥有这种性格特点的人也可能具有健全的人格。

在之前的问卷调查中，回答"在感兴趣的特定领域知识丰富"的学生家长占比上升到了两成。这也从侧面说明孩子对某件事物感兴趣有很多好处。

但是，这种特性既是新创造和新发现的驱动力，有时也会使日常生活变得很糟糕，甚至影响到身体健康。

## 一位年轻电车迷的例子

有一位年轻人从小特别喜欢电车。他不仅收集了有关电车的书籍，还保存了电铁公司每月发行的宣传册和活动手册，甚至找到所有与电车相关的节目和新闻，并

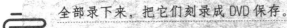

全部录下来，把它们刻录成 DVD 保存。

这项工作他一直坚持了将近二十年，在这期间收集的大量资料装满了整个房间，即使这样，房子的收纳空间仍然不足，于是他租用了另一个房间专门来保管它们。尽管他几乎没有再回头看过这些资料，但事到如今他已经无法丢弃它们，也无法停止记录，于是资料的数量还在不断增加。为了维持和保管不断增加的资料，他花费了大量时间和金钱。

家人多次建议他整理一下资料，只保留一半。但是话一进耳，他马上变了脸色，平日性格沉稳的青年气得暴跳如雷。自此之后，让他丢掉资料成为家里的禁忌，家人们只能默默忍耐。

## 多汗症男士的例子

有一位男士，从青春期开始，一到公共场合就会变得很紧张，而且还患上了多汗症。他很介意自己流汗，所以开始避免出现在人前。最后他连工作也没找，在家啃老。这个人的唯一乐趣就是摆弄机器。他从小就喜欢摆弄这些东西，高中时期他搜集了很多汽车和摩托车的引擎和零部件，这些东西堆满了整个房子。

三十多岁的时候，他下定决心去看病，开始接受缓解紧张的治疗以及认知行为疗法。治疗之后，他的多汗症和社交焦虑症状得到一定缓解，他比以前更活跃了，也开始参加汽车和摩托车爱好者的集会了。

不过，他的父母经常责备他不出去工作，再加上他自己也想找点事做，于是他尝试着联系了一家公司。但是到了面试当天，他却怎么也迈不出那一步。这时，正巧有位熟人拜托他加工汽车零件。这项工作需要细致作业，想必那个人对他的技术很有信心，所以才把这份工作委托给他。

他犹豫了，但是他的医生建议他一定要试试，所以他鼓起勇气，接受了这份工作。由于他踏实肯干，后来订单越来越多，有几个月的收入甚至比上班还高。因为是个体经营，所以收入没那么稳定，但是这种做法将自己多年的爱好和工作结合到了一起，所以他比以前更加自信了。

# 语言理解力强的人容易出现强迫症状

**\*  \*  \***

强迫症状和执着倾向很难利用数量来衡量。那么它们有没有衡量标准呢？

笔者比较关注的是发育评估中"语言理解"和"知觉统合（知觉推理）"的数值之比。如果语言理解力较强，与之相比，知觉统合（知觉推理）力较低，那么自闭症谱系指数（AQ）中表示"注意力对象转换"困难程度的数值会很高。这两种能力的相关性为 0.4 左右，尽管并不算高，但这也在某种程度上反映出二者确实具有一定相关性。

"重理则棱角尽显"，这是夏目漱石的名言，意思是如果一个人长于说理，但是却无法辨别整体情况，那么他会很容易固守自己的观点，不知变通。当然，这只是对这类人群的整体印象。不过在日常临床实践中，有严重强迫症状的人对语言的理解能力的确很强，而且他们常常将注意力放在部分，而不是整体。

# 怎样摆脱强迫症状？

\* \* \*

反过来说，要摆脱强迫症状，最好不要过多地依赖语言去思考，而是更多地利用想象和身体感官去体验，而且要享受这种体验。

另外，你还要提醒自己去关注整体，而不是过多关注局部，要练习切换自己的视角。逐渐从你所处的地点向上移动，从五米高处、天空上方，甚至另一颗遥远的星球上远眺你的处境。这种心理化基础疗法也有不错的效果，此外，正念和冥想也有助于摆脱强迫心理。

认知行为疗法也很有效，它可以帮助你意识到自己的强迫倾向，并将由此带来的自动思维转变为无害的、适应性更强的思维。但是，如果不是专业人士，而是普通人指出一个人的强迫倾向，并试图要求他改变，那么只会适得其反，招致他大发脾气，或者给他带来冲击。与其这样，我们不如把这种症状当作自然之理，就如同行星运行那样，不要去违逆它。

如果一个人同时有感觉过敏和强迫症状，那么我们可以利用降低敏感性的药物来帮助他，让他的生活更轻松。但是要注意，我们尽量避免使用会产生依赖性的抗焦虑药物，要从小剂量开始使用适当的药物。

# 由创伤引发的强迫症状

\* \* \*

强迫症状中存在另外一种类型，被称为"黏着型"，不过这种类型不是自闭症的诊断标准。黏着指的是在大脑的特殊敏感时期，受到某种强烈的兴奋刺激或因强烈印象而产生的一种执着现象。

从广义上看，对母亲的依恋现象也可看作黏着。婴儿期是儿童发育的关键期，这一时期他们由母亲抚育，所以与母亲之间会产生一种特殊的情感纽带。反过来说，婴儿受到虐待或被忽视时，不仅与母亲无法顺利结成依恋关系，反而会形成恐惧、厌恶等负面情绪，导致对人产生强烈的警觉和排斥感。

愉悦的经历可以培养出黏着这种情感，恐惧和受挫等消极体验也会给人带来黏着情绪。在各种创伤中，有的是因为某一次强烈恐惧经历带来的创伤，这种类型已经广为人知。不过近年来，人们开始关注另外一种创伤类型，即相对轻微的创伤不断积累所带来的复杂性创伤。

复杂性创伤有两种情况，一种是努力回避创伤，但创伤记忆仍肆无忌惮地闯入内心世界，出现闪回症状；另一种是无法走出创伤事件，逐渐耗尽内心能量。

前者是创伤后应激障碍的常见症状。与此相对，存在依恋障碍，对父母或伴侣有不安全依恋的人大多都像后者那样，无法走出创伤。在创伤与负面情绪的双重影响下，精神创伤往往并非一过性症状，而是会造成持久伤害。

# 对小时候未满足愿望的执念

\* \* \*

还有另一种在精神病理学上很重要的现象，它被称为早期发育阶段的"黏着"。即在某个发育阶段没有得到满足的需求和不满足感持续存在，患者一直执着于此的现象。

有的人会被一种憧憬或缺憾所激励，一直奋力前行。这种憧憬或缺憾（例如，过度渴望被认可，或者过度渴望展现自我）通常都是源于一种未被满足的需求，这就是那个人的执念、迷恋和执着。

无论是对创伤的黏着，还是对幼儿时期某件事的黏着，它们的共同点都是对过去的事情耿耿于怀，都是放不下过去，导致无法走向未来。他要走下去，必须放下创伤，对过去释怀，消除执念。

由此可见，强迫（执着）症状大致可以分为两种。一种是重复相同的动作、对细节的执念；另一种是对过去创伤和缺憾的执念。我们将前者称为同一性强迫症，将后者称为外伤性强迫症。

遗传因素和器质性病变导致的脑部疾病，更容易出现同一性强迫症，对其程度的评估有助于我们了解生物学因素在其中发挥多大作用。而创伤性强迫症的程度则是了解社会心理因素对强迫症影响的重要晴雨表。

"灰色地带"中有各种不同情况。总的来说，与发展障碍相比，"灰色地带"患者的同一性强迫程度较轻。

外伤性强迫症的病因不是发展障碍（尽管发展障碍往往会造成继发性伤害），所以它的发病与发展障碍并无关系。外伤性强迫症的确会影响患者适应社会，干扰他的人际交往，但是仅凭外伤性强迫症，不足以被诊断为发展障碍。这种患者顶多被归类于"灰色地带"。所以我们认为，"灰色地带"的人群中，属于外伤性强迫症的人不在少数。

当然，如果一个人同时患有同一性强迫症与外伤性强迫症，那他就更容易陷入某一种创伤中难以自拔。

外伤性强迫症如果放任不管，它的症状很难得到改善，对日常生活的影响也会长期持续存在。这时，患者需要找到擅长精神创伤处理的心理医生或心理咨询师进行治疗。

普通的创伤后应激障碍可以利用眼动脱敏和再处理疗法来治疗，但是持续性虐待、支配、欺凌等带来的依恋创伤很难通过眼动脱敏和再处理疗法来治疗。在大多数病例中被证实有效的治疗方法是确保患者的安全感，然后通过大量叙述和表达，重新整合生活中发生的事情。

# 强迫症状与强迫性障碍

\* \* \*

发展障碍患者可能会出现强迫症状，它的特点是症状从童年时代就开始出现；而从青春期、青年时代之后，强迫症状以更严重的形式表现出来，这属于强迫性障碍。

强迫性障碍（强迫症）的特点是，患者明明知道这些动作是没有必要的（强迫行为），却无法控制地不断重复，明明知道这些想法或担心（强迫观念）是毫无意义的，却无法控制地持续进行。这些症状经常导致患者做一件事要花费很长时间，给他的生活带来很大影响，这被称为强迫性缓慢。

常见的强迫行为包括不断洗手、反复检查钥匙或煤气阀、事情必须按照既定的顺序进行、外出回家后必须换下所有的衣物等。多数强迫行为都与洁癖和污垢恐惧症有关。

另一种常见的强迫行为是担心自己做了不该做的事，例如担心不小心杀死了婴儿或宠物、担心开车撞到了别人、担心自己发错邮件、担心自己扔掉了重要文件所以反复检查垃圾桶等。与污垢恐惧症相同，担心自己犯错或伤害了他人的恐惧也是一种常见的强迫行为。

所有这些行为的背后都是患者的焦虑和恐惧，他们通过反复确认和重复相同行动，试图获得内心的平静。

对于强迫症，我们可以采取认知行为疗法或药物疗法（例如 SSRI 药物，即选择性血清再吸收抑制剂）来治疗。

第三章

# 不懂得察言观色的人
## ——社交障碍

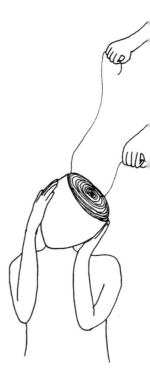

# 仅仅是不懂得察言观色，不会被诊断为发展障碍

\* \* \*

不懂得察言观色，在日本被称为"KY"❶，这一用语的出现与发展障碍相关知识的传播是分不开的。不懂得察言观色意味着不擅长从非语言提示与周围情况中读懂对方的意图和感受。从医学上讲，这意味着一个人的社会交往方面存在问题。

"社交障碍"指的是无法很好地通过语言或非语言交流，察知对方的言外之意和情感的微妙差异，展开符合当下情景的交流，分享各自的感受、意图和信息。这种状态与 KY 有相似之处。

在各种发展障碍中，表现出社交障碍的典型例子是自闭症谱系障碍，但是如前文所示，只存在社交障碍不会被诊断为自闭症。要做出自闭症的诊断，还必须满足一个条件，那就是局限性重复行为。如果只有社交障碍，却不存在局限性重复行为，则通常都会被归类为灰色地带。

不过近年来，社交障碍逐渐被视为一种神经发育障碍，

---

❶ KY 是日语"空気（KUUKI）"和"が読めない（YOMENAI）"的首字母缩写，意思是不会根据当时的气氛和对方的表情做出适当的应对。——译者注

成为独立种类的疾病。笔者认为，今后因为 KY 问题被诊断为
发展障碍的病例可能会越来越多。目前，我们尚没有成人患病
率的统计数据，但估计儿童社交障碍的患病率为 8% 左右。而
自闭症谱系障碍的患病率略高于百分之一，由此可以看出，社
交障碍是一种患病率相当高的疾病。

# 是性格还是疾病?

## ＊　＊　＊

　　然而，到目前为止，"社交障碍"这一诊断术语并未得到广泛使用，医生在临床上很少做出这种诊断。可以说，这是一种达不到疾病诊断标准、容易被定位为"灰色地带"的状态。

　　为什么会这样呢？大概是因为在诊断发展障碍时，专家们尤其关注的是他是不是自闭症。早期发现、早期进行充分的干预，可以大大改善自闭症的预后。而轻度病例很难被发现，他们常常是在青春期之后才被诊断出来。

　　因为专家们关注的是患者是不是自闭症，所以如果他只满足部分诊断标准，例如，只存在社交障碍，则通常不会受到重视。这种情况下，他会被定位为"灰色地带"，被嘱咐"先观察看看"。

　　满足数种症状可以被诊断为"障碍"，只满足其中一种症状只能被诊断为"非障碍状态"，这种诊断方法本身就有局限性。因为即使一种症状也可能对生活产生巨大影响，反过来，即使出现多个症状，如果它们程度都很轻，那么对生活反而影响不大。

　　医生不愿意仅凭社交困难就做出发展障碍的诊断，其中还有一个理由，那就是存在社交困难的人太多了，将近十分之一的人都存在这种困扰。那么人们的这种状态究竟是疾病，还是擅长或不擅长的性格问题呢？医生很难在性格与疾病之间画出一条泾渭分明的分界线。

还有一点是性别差异问题。这一点不像过去那样被绝对认可，但尽管如此，我们仍然相信，在发育过程中，男性受到雄性激素中睾丸素的影响，无论在大脑功能还是结构上都与女性存在差异，往往比女性更不擅长社交。

由此看来，在社交方面之所以存在个体差异，主要是人类要保证族群内部的多样性，并非不会社交的人生病了。所以，社交问题只是一种性格差异，我们可以称其为个性。除非社交问题给生活带来极大影响，否则要慎重将其定位为"发展障碍"。

# 对"沟通障碍"的误解

\* \* \*

"沟通障碍"一词用来形容一个人不擅长与人沟通、与人交往，但有的时候我们用得很随意。很多时候它的用法是不正确的，甚至给人一种受到歧视的感觉。

最初，沟通障碍指的是在语言或非语言沟通方面存在障碍的一种状态（不包括自闭症谱系障碍、其他精神疾病、器质性疾病、药物影响等）。它包括口吃、无法准确使用语言的语言障碍、无法准确发声的语音障碍等。而我们平时所说的沟通障碍，准确来说指的是社交障碍的状态。

这种对术语的滥用反映了我们社会的一个问题，那就是对于社交障碍，人们不是报以温暖的理解，而是用一种冷漠的、严厉的态度去看待它。

但是，在日常生活中，有些人虽然存在社交问题，但并不足以被诊断为障碍程度，而是被归类为"灰色地带"（因为不符合自闭症谱系障碍的诊断标准），这导致这些在现实中陷入困境的人感到不知所措。

社交能力无论对处理好人际关系、获得可信赖的支持者和合作者、在社会上顺利发展，还是寻找伴侣、组建家庭来说，都至关重要。

　　事实上，比起挫折容忍度和情商，社交能力与一个人的社会适应度和幸福感的关联更密切。比起忍耐力和自我控制力，读懂别人的表情，用语言、表情、态度来表达自己意图和感受的能力更重要，更能帮助人在社会中谋生。所以，今后我们需要进一步加深对社交困难问题的认识和理解，而不是把注意力放在这是否属于发展障碍上。

# 良好的语言能力不代表良好的沟通能力

\* \* \*

在社交场合，交互性非常重要，我们需要根据对方的反应来互动。因此，我们不仅仅要重视语言交流，同时还要重视非语言交流。我们通过表情、眼神、肢体动作和语调来表达仅凭语言无法传达的微妙感觉。正确解读它们，就可以了解对方的感受和意图。

一个人或许可以非常流畅地使用语言，或许知道非常难的词汇，但是他的社交能力未必与这些能力直接相关。有的人语言能力很弱，但社交能力却很强；反过来，有的人语言能力很强，但社交能力却有很大问题。

社交能力，简单来说，就是与人相处的能力，是有人缘，是和他人一起做事、共同分享情绪的能力。社交能力出现问题的典型例子是自闭症谱系障碍，但除此之外，还有其他的情况也会出现社交问题。

其中之一是反社会人格障碍，它曾被称为精神病态。另外，回避型依恋人格也表现出不喜欢与人近亲的倾向，尽管这种程度比较轻。

通常认为，社交能力与依恋系统有关。据报道，在自闭症谱系障碍患者体内，提高依恋感的催产素功能受损，而且这一问题至少在某种程度上是遗传性的。还有报道显示，如果在怀孕期间为了防止早产而使用催产素受体拮抗剂，那么孩子患自闭症谱系障碍的风险会增加。

反社会人格障碍则主要受遗传因素和环境因素的影响。近年来回避型依恋人格的数量急剧增加，这种类型的依恋人格主要受到成长环境的影响。

顺便说一下，严格来说，自闭症谱系障碍中的社交障碍与我们通常意义上的社交障碍在定义上是不同的。

自闭症谱系障碍中的社交障碍有一个必要条件，那就是人际交往和情感交流方面出现障碍，这导致患者很难与人进行正常的对话，也难以与他人分享兴趣和感受，很难亲近他人，也不会试图融入社群。

与此相对，通常意义上的社交障碍说到底只是一种沟通能力和沟通技巧的障碍。为了便于区分，有时我们也称它为"社交语用沟通障碍"，意思是语言应用方面的交流障碍。

很多人在社交语用沟通方面存在问题，但却并没有被诊断为自闭症中的社交障碍。他们通常善于交际，能正常与人交往，与朋友情投意合，可以一起玩乐，但是语言表达和说话方式却不够恰当，无法传达微妙的感受。

像这种情况，因为他们可以与人互动，所以不属于自闭症谱系障碍中的社交障碍，但他们确实存在社交语用沟通障碍。此类案例经常被判定为"灰色地带"。

# 说话声音过大的人

\*  \*  \*

您身边是否有人有一副破锣嗓子，让周围的人感到难受，或者他们的音调变化单调乏味、语气生硬听起来让人不舒服。

他们并没有发音含糊或者口吃的问题，因此一般不会被视为某种疾病。但是，他们存在这种微妙的声音调节能力问题，这往往表明，他们在对细微情绪的解读能力、细微之处的照顾能力，以及应时应景的交流能力方面存在问题。

适当控制音量大小，通过细微的抑扬顿挫来表达微妙的语感变化，这种能力与社交能力密切相关。朗诵、唱歌和戏剧表现力都与这种能力有一定关系。只是在某些情况下，能力问题被形式化的表现所掩盖了。

换句话说，有名的演员和歌手不一定擅长社交。如果一个人说话声音大到令对方不快，或者言辞生硬、死板无感情，那么他很有可能在社交方面存在问题，尽管他本人很难意识到这一点。

# 什么是自闭症谱系障碍中的社交障碍？

* * *

我们常常在自闭症患者身上看到社交障碍问题，一般来说，我们会按照以下三个标准对社交障碍进行诊断。

（1）**互动性情绪关系的缺失**。人际关系是双向性的互动关系，在社交障碍患者身上，这种互动关系是缺失的或者无法正常运转的。例如，他们无法找准合适的时机和人接近、搭话、交谈，与他人分享自己的兴趣或感受。

很多社交障碍人士不会找话题，不擅长聊天。他们常常会不合时宜地和对方套近乎，单方面滔滔不绝地说话。他们常常沉浸在自己喜欢的话题中，却忽略了对方的回答，甚至对对方的话没有任何反应。

了解一般人群中疑似社交障碍的特征人群占比数值，有助于我们估测社交障碍的特异性水平。根据前文所述的问卷调查，回答"非常被动，不善于与人交往"的学生家长占比为 2.8%。由于自闭症患病率略高于百分之一，所以，如果不善于与人交往的程度很严重，那么我们可以认为他是疑似自闭症。

但是，回答"稍有被动，不太擅长与人交往"的家长占比达到 30.3%。我们在做分析时，就要着重考察此时他们的被动程度如何。

另外，有 3.0% 的人回答"没有一起玩的朋友"，3.9% 的人回答"可以一起玩的朋友只有一人"。没有朋友的状态是一种特异性较高的症状，表明他的互动性情绪关系出现了障碍。

**（2）非语言交流障碍。**在社会交往中，非语言交流的重要性不亚于语言交流。

在面部表情、眼神接触、身体动作、手势和声音变化方面出现功能缺失或无法正常发挥作用，都说明他出现了非语言交流障碍。具体表现为面部表情僵硬、缺失、不自然；语音语调缺乏变化、不自然；无法用身体语言或眼色来表达想法；不会注意到对方做出厌烦的表情，仍然滔滔不绝地讲下去。

非语言交流障碍的典型症状是不与人进行眼神交流，缺乏眼神互动，这也是医生在做出医疗诊断时的一项重要参考标准。缺乏眼神互动是自闭症谱系障碍的一项重要生物学标志（客观诊断标准）。

在之前的问卷调查中，回答"说话时不太进行眼神交流"的受访者占比为 2.5%，回答"有这种倾向"的受访者占比为 13.2%。

回答"不擅长察言观色和读懂他人情绪"的学生家长占比为 6.8%。如果有强烈的 KY 倾向，则表明他可能存在社交障碍。不过，通常认为，不进行眼神交流在社交障碍方面的特异性更高。

（3）**社交技能障碍。**社交技能障碍表现为无法根据场合来行事或说话、无法站在他人的角度来说话、交流时无法考虑他人的感受，等等。

小时候，患有社交技能障碍的孩子无法和小伙伴友好相处。他们玩不了过家家游戏，因为他们总是按照自己的规则行事，无法配合他人。比起同龄人，他们更喜欢和年幼或年长的人一起玩耍。

长大之后，他们在交流时会使用不当措辞，或谈论不恰当的话题，使对方感到不舒服。他们能够和兴趣相同的朋友说话，但是却不知道怎样和其他人交流。他们还会不合时宜地接近他人，想要和对方交流，结果被人嫌弃。他们会因为听不懂别人的言外之意或讽刺的话而遭到嘲笑。

社交技能障碍当然与互动关系障碍和非语言交流障碍有关。除此之外，社交技能障碍人士在社会性想象力、心智理论（站在对方角度，理解对方意图和感受的能力）、社会性常识等方面也有很大问题。

在前文的问卷调查中，回答"有时说话不考虑他人感受，言行不合时宜"的受访者占比为3.7%，这也是识别社交障碍的一个重要依据。回答"有时会把笑话和讽刺当真"的受访者占比为5.7%。如果这种症状较为严重，则疑似社交障碍。

或许有人已经注意到了，社交技能障碍通常与强迫症状有关。因为他们顽固地坚持自己的规则和想法，所以才会在人际交往技巧上出现问题。

如果强迫症状导致出现了社交障碍，那么这在某种意义上已经满足了自闭症所需的诊断条件。

但是，如果在社会互动和非语言交流方面没有太多问题，则不被诊断为自闭症，而被归类于"灰色地带"。这一点可以参考前文举出的学者的例子。从他的案例可以看出，有些症状会导致人很难适应当前的环境，那么这类症状也都被归类到"灰色地带"中。

# 当有数个轻微症状符合诊断标准时怎么办？

\* \* \*

患者必须出现以上三种典型症状，才考虑自闭症谱系障碍中的社交障碍。那么症状达到何种程度才会被认定为自闭症谱系障碍中的社交障碍呢？这是个很难回答的问题，要视情况而论。但可以肯定的是，即使症状很轻微，也不要忽视它们。

例如，以前文出现的问卷调查为例，即使受访者回答"一般符合"，也说明这些症状不是偶然出现的，就可以说明他们存在社交障碍，只是因为症状较轻，所以很难被诊断为"障碍"，通常被归类为"灰色地带"。

被诊断为"灰色地带"的案例中，既有数种症状都只是轻症的情况，也有只有一种症状符合诊断标准，其余症状都不符合的情况。这样的病例往往容易被忽视，或者与其他疾病混淆。

## 言谈风趣主动，但无法洞察对方的情绪

J 女士因为丈夫 M 先生的事情备感烦恼。在结婚之前，J 女士眼中的 M 先生是擅长主动和别人聊天、积极寻找话题、在社交方面游刃有余的人。但是结婚之后她却发现丈夫擅长的是自说自话，他会将知识和信息整理

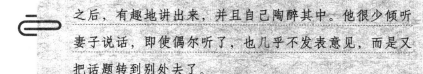

之后，有趣地讲出来，并且自己陶醉其中。他很少倾听妻子说话，即使偶尔听了，也几乎不发表意见，而是又把话题转到别处去了。

J女士这一两年开始感到情绪低落，身体不适，去心理科就诊之后，被告知患上了由卡桑德拉综合征引发的身心疾病。

近年来，卡桑德拉综合征的患病人数急剧增加。这种疾病指的是因为伴侣无法理解自己、无法建立情感交流，导致自己心理压力增大、挫折感增强，进而出现身体上、精神上的各种问题。不少患者因为得不到伴侣的理解与合作，甚至不得不考虑离婚。

但是，J女士的丈夫M先生似乎是一位善于交际的人，既然这样，J女士为什么还会有困扰呢？

这是因为M先生所谓的积极社交和表面社交掩盖了他缺乏双向性交流、共鸣式交流（互动情绪关系的缺失）的问题。要发现这一问题，我们不要看对话的数量，而要看对话的质量。首先要看他能否轻松愉悦地展开语言的双向交流。你向对方发出一个话题，例如"某某事情如何"，如果对方在双向交流、共鸣交流方面没有问题，他的谈话内容就会围绕这一话题进行，同时还会把话题再交给你。反过来，如果对方在互动情绪关系

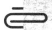

方面出现问题，那么你提起的话题不知不觉间就变成了
对方的话题，你们之间的交流也就变成了对方一个人的
独角戏。

# 无法拿捏人与人之间的距离分寸

\* \* \*

很多人的症状没有达到自闭症的诊断标准，但生活却遇到很大麻烦。其中较为常见的情况是，他们可以与人正常互动，非语言交流问题也不大，只是在社交技能方面出现障碍。

对社交技巧要求不高的场合下，他们不会显露出自己的缺点，周围的人也不会发现问题。但是一旦遇到稍有难度的社交场面，他们的讲话就会显得很笨拙，他们经常无法找到合适的话题，说不出话来。当他们想向上司询问工作问题时，不知道怎样找到合适的时机，所以他们或者无法开口，或者不合时宜地发问，得罪上司。

接听电话时，他们可能因为措辞不当、表达笨拙、误解对方的意思而遭到投诉。

社交技能的强弱也表现在书写邮件和书信上。社交技能弱的人在写邮件时，形式性的寒暄语会让他们非常吃力，他们不会写各个时节的问候语，也不会通过语言向对方表达关心，在形式性的寒暄语之后会非常突兀地过渡到自己想说的事情上。此外，他们在敬语的使用上表现也很笨拙，或者过于讲究语法格式，显得很客气疏远，或者表现得过于熟络亲密，总之他们无法找到合适的使用方法。因为他们无法表现出适当的距离，所以读到邮件的人会产生一种微妙的违和感。

不过，这些技巧问题大部分都能通过训练来加以纠正。尤其在工作相关领域，社交技巧的改善尤其容易。真正的问题往往出现在与家人之间的交流和私人关系上，他们在这方面非常容易放松警惕。稍不注意，他们就会忘记换位思考、忘记要与对方交流情感。这就导致他们总是触怒对方，争吵不休，与家人的关系逐渐变得疏远冷淡。

# 社交能力正常，却不愿与人交往

* * *

在被诊断为"灰色地带"的人群中，还有一种类型占比很大。他们在沟通能力上没有问题，但总是不自觉地避免与人交流。他们从不主动交谈，还有的人即使与人交流，也不会从内心感到亲近、放松，与他人的关系只能维系在表面，无法深入下去。

如前文所述，自闭症谱系障碍中的社交障碍的诊断标准之一就是"互动性情绪关系的缺失"。换句话说就是无法与人亲近，无法与人交心。这种障碍的最明显表现就是很难交到朋友，甚至没有朋友。

但是，这一条件充其量只是包含在自闭症两大条件（强迫症状与社交障碍）之内，是诊断自闭症需要满足的三种症状之一。所以要做出自闭症的诊断，还需要满足其他条件。

有很多人虽然没有交心的朋友，但可以流利地交流，可以毫无障碍地在社会上大显身手。他们甚至不存在社交障碍，更不用说自闭症了。但是他们缺乏与他人亲近、与他人分享情绪的能力，或者这种能力较低。他们为什么明明具备沟通的能力，却不与人亲近呢？

# 无法与人亲近的"反社会型"与"回避型"

\* \* \*

回避与他人的亲密交往大致有两种情况。一种是"反社会型"，另一种是"回避型"。

比起与人交往，反社会型人群更喜欢独来独往，因为他们很难从人际交往中感到愉悦之情。反社会型的典型代表是分裂样人格（障碍），这类人的内心喜欢孤独。

与此类似但稍有不同的是回避型依恋人格。通常认为，分裂样人格障碍是自闭症谱系障碍的伴随症状，先天性因素较多。而回避型依恋人格产生的主要原因则是小时候受到过虐待，缺乏关怀，或者被过度干涉。

也就是说，回避型依恋人格算不上自闭症的灰色地带，它的病因不同于自闭症。这类人群不与他人发生感情上的关联，以此保证内心的平衡。他们不需要别人，自己一个人就很满足，所以虽然他们是孤独的，但内心却是平静的。反过来说，即使你想要与这类人交心，但是因为他们没有这方面的需求，所以也很难走到一起。分裂样人格障碍患者缺乏内心情感和面部表情，对其他人是冷漠和不关心的；而回避型依恋人格群体不会给人如此冷漠的印象，有时一见之下甚至让人误认为他很擅长社交。

但是，一旦开始交往之后，你就会感到很难与他们拉近距离，无法发展成私人关系。即使发展成私人关系，也无法更亲近。他们也不愿意结婚或组建家庭。基本上，他们不会被任何人束缚，喜欢按照自己的节奏生活。他们或者把异性当作满足生理需求的工具，或者不太关注性，即使恋爱或者结婚，也几乎不与伴侣发生性关系。

另外还有一种回避型人群（注意与回避型依恋人格区分），他们想要社交，想与他人建立亲密关系，但是因为害怕被嘲笑、被拒绝，所以无法主动采取行动。准确地说，这种类型叫作回避型人格（障碍）人群。

因为他们发自内心想要社交，所以虽然与他们结成亲密关系的门槛较高，但是一旦亲密关系建立起来，他们会很依赖对方。回避型人格障碍人群，从其底层的依恋类型来看，他们通常不是回避型依恋人格，而是恐惧／回避型依恋人格。

# 在世界范围内人数激增的"回避型依恋人格"是什么？

\* \* \*

欧洲的一项研究报告称，有 30% 的年轻人表现出回避型依恋人格的特征。还有数据显示，这一比例还在增加，日本也有大约 30% 的大学生属于回避型依恋人格，而且这一趋势还将继续发展下去。回避型依恋人格经常被误认为是自闭症谱系障碍。自闭症谱系障碍患者数量大幅增长的原因之一是，具有回避型依恋人格的孩子和大人可能被诊断为自闭症谱系障碍。

我们可以通过早期干预的方式来预防出现回避型依恋人格。例如，从孩子小时候就开始与他互动，尽量充满活力地回应孩子，对于孩子们的反应，家长和周围的大人要以丰富的形式来回应，以此培养孩子的安全型依恋人格。当其已经成年，那么对回避型依恋人格的改善会变得更加困难，但也并非完全不可能。如果身边有一位富有同理心、擅长用各种方法来回应的人，通过活跃的、富有同理心的回应，他们的依恋类型也会慢慢发生变化。此外，专业心理咨询师也可以做这方面的训练规划。

不过，通常认为，回避型依恋人格的出现是为了适应日益冷漠的世界。如果本人没有感到困扰，还有必要去纠正吗？因为对本人来说，很明显这种依恋类型使烦恼和痛苦更少。感到困扰的往往不是本人，而是碰巧爱上他的人，或者他的配偶。

# 第四章

# 无法做形象思考的人——自闭
# 症型与文科脑型

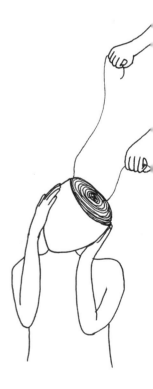

# 知觉统合——形象思考的能力

## *　*　*

韦克斯勒测试是一项极具代表性的测试，通过这项测试，我们不仅可以了解一个人的整体智商，还可以了解他的语言理解、知觉统合（也称为知觉推理）、工作记忆（临时存储和处理任务和行动所必需的信息的能力）、处理速度等四种能力。

在这四种能力当中，知觉统合能力是处理非语言性视觉信息的能力，它与看懂地图、拼拼图、发现规律等能力息息相关。知觉统合能力不仅仅是处理视觉空间信息的能力，还是将视觉信息与意义结合在一起的能力，以及从符号和图案中读取意义和规律的能力。

此外，它还包括将不可见的事物形象化、图式化，并据此展开推理和思考的能力。例如，用图形方式理解物理现象和复杂的数学问题，并推导出答案的能力。

它也是理解高等数学的基本能力，例如，数形结合的函数和微积分等。它最主要的应用还在于理论物理学方面，通过想象力来描绘无法通过实验来证实的现象，并构建理论。

爱因斯坦提出了相对论，他也因此被看作 20 世纪最聪明

的天才之一。这说明 20 世纪是重视知觉统合能力并对这种能

力抱有敬畏之心的时代，而人们对知觉统合能力的敬畏之心在

21 世纪还在不断增强。

# 形象化思考的能力也会影响沟通能力

\* \* \*

　　知觉统合能力较差的人通常不善于利用图形和物理的方式来思考问题，他们的数学和物理成绩会受到影响。不仅如此，知觉统合能力对于察知各种氛围情景和隐含意义来说也是一项重要的能力。知觉统合能力较差的人难以读懂周围的气氛和他人的言外之意，难以察觉对方无法说出口的意图，难以判断当时的情景。

　　令人吃惊的是，知觉统合能力还关系到读懂话语和沟通的能力。不少人的工作记忆能力和语言理解能力高于平均水平，但是读懂话语和阅读能力较弱。这类人往往知觉统合能力较差。

　　知觉统合能力也是从视觉信号中读取意义的能力。知觉统合能力较弱的人，无法准确地读懂对方的手势等信号。假如对方只是通过语言发出指令，例如"先把它放到那里"，有时我们无法知道"它"指代什么、"那里"又指代什么。这个时候我们必须通过对方发出的身体信号（眼神、手势、下巴的动作等）来察知当时的情景和对方的意图。如果知觉统合能力较差，我们就会忽略这些信号。

如果我们要正确读懂更复杂的内容，形象化思考的能力就会变得非常重要。这种能力会告诉我们对方试图传达什么信息。

"我听到我女儿告诉她丈夫：'我父亲是个酒鬼，而且欠了很多债，是个很差劲的人。'"要理解这句话，我们必须要弄清楚的关系是：句中的"我"是女儿的父亲。为此，除了需要语言能力之外，我们还需要图像化、形象化思考的能力。越是复杂的事情，如果缺乏知觉统合能力，越是难以正确理解它的内容。

语言理解能力弱的人无法知晓语言本身的含义，因为无法理解语言的意义，所以很难听懂对方的话。

# 无法客观地、全局地看待事物

\*　　\*　　\*

知觉统合能力是以图形的方式进行思考的能力，同时也是把握事物底层结构和关系的能力。所以，知觉统合能力较弱的人容易拘泥于一个个细节，无法看到事物的整体。这样的人容易被主观感受所束缚，很难客观地从大局来看待事物。

事实上，通过调查可以发现，那些因为人际关系而苦恼并前来就诊的人群中，相当一部分人的知觉统合能力要低于语言理解、工作记忆等其他能力。

即使在诊疗过程中，知觉统合能力较低的人也会持续沉浸在自己的不满和悲伤中，他们很难发现潜在的问题出在哪里。因为他们总是从自己的角度看问题，不擅长客观看待事物，所以很难发现真正的问题。他们只会不断重复同样的抱怨。

知觉统合能力会影响一个人对社会的适应性，从影响程度来看，知觉统合能力对社会适应程度的影响仅次于处理速度能力。

# 知觉统合能力较差的两个典型

\*　　\*　　\*

知觉统合能力较差的人会出现各种状况，这样的人群通常分为两种。一种是知觉统合能力和共情能力都很低；另一种是知觉统合能力很低，但共情能力良好。

前者的代表是有自闭症谱系障碍倾向的人群。他们不擅长图形、高等数学、物理和手工艺，也不擅长判断情景和氛围。

后者不擅长图形、地图和手工艺，看不懂折纸说明书和家具的组装方法，过于感性地看待问题，无法做出客观判断。但是他们能够读懂情景氛围，能够从对方的表情察知他的情绪。这种类型也被称为女性脑或 E 型（同理心型）。

# 语言、记忆能力较强的自闭症型（阿斯伯格型）

## ＊　＊　＊

在自闭症型中有这样一类人，他们的共情能力很弱，但是语言和记忆能力较强，这就是阿斯伯格型。在下一章节中我们会讲到，部分阿斯伯格型人群的知觉统合能力非常高。

这类人又有各种不同的特点，大多数人敏感，过于紧张，有严重的自闭倾向，但也有一部分人健谈，社交活跃，知识丰富，不过他们往往自说自话，不擅长解读场景气氛，无法很好地把握对方的反应和当时的情况。

### 弗兰茨·卡夫卡的例子

《变形记》的作者弗兰茨·卡夫卡在学生时代是一个非常安静、不起眼的学生。他的一位同学回忆说，卡夫卡总是远离其他同学，形容他"总是像躲在玻璃后面"。

只有一个朋友理解卡夫卡。他和卡夫卡本来都是优等生，但因为卡夫卡数学薄弱，所以成绩逐渐下滑。卡夫卡不擅长动手实验，大学时虽然主修化学，但是总是做不好实验，只好转去学法律。

大学毕业后，卡夫卡先是在一家保险公司就职，但他并不适应这份工作，很快就考虑跳槽，后来他在劳动者伤害保险协会找到了一份工作。这是一个沉闷、乏味的工作，但对于志在成为作家的卡夫卡来说，这似乎是一份完美的工作。因为他只需要重复例行的事务就可以了，剩下的精力便可以投入到创造性的写作活动中。

很多关于卡夫卡的事迹都表明，他性格内向，喜欢惯例性工作，并且有自闭症倾向。卡夫卡擅长语言，但不擅长数学，而且操作能力很差，属于语言、记忆能力较强的自闭症型。保险协会文员的工作可以说是一份很适合他的工作。

在他死于肺结核之后，他的作品才广为人知。这要感谢他的朋友马克斯·布洛德，努力推广他的作品。卡夫卡的朋友不多，但他们之间的情谊却很深。

## 一位成绩优异却找不到工作的年轻人

F先生学习认真努力，在校期间成绩优异，考入日本国立大学经济系后，原以为自己前途一片光明，然而，在找工作这件事上，他一次次被心仪的大公司拒绝，不得不面对一场场意想不到的攻坚战。

他能想到的原因就是自己不擅长 SPI❶的非语言领域，以及在面试时表现不佳。最后，他好不容易被一家中型公司的销售职位录用，但是却无法适应那种体育会系❷的氛围，讨厌被人指手画脚，所以半年后就辞职了。在那之后换过两三次工作，他都无法很好地适应。于是，他开始反思自己是否出现问题，并前往医院就诊。

检查结果发现，F 先生整体来看很优秀，但唯独知觉统合能力低于平均水平。SPI 是就职过程中经常使用的适应性测试，其中的一些问题无法凭知识或公式来解决，它评估的是一个人的头脑灵活情况，而 F 先生很不擅长回答这类问题。

在学习能力测试中，学生可以通过不断学习来提高成绩，但是 SPI 中的一些问题考察的却是更为基础的思维能力，这些问题类似于智商检测。除了对思维能力的测试之外，SPI 也测试学习能力，所以 SPI 的性质介于智力检测和学习能力检测之间。F 先生之所以不擅长 SPI 的非语言领域，是因为他的知觉统合能力较差，这影响

❶ SPI 测试是日本企业就职活动中常见的适应性考试。——译者注
❷ 重视上下级关系，重视精神论的热血风格。——译者注

085

了他的推理能力和感觉思考能力。

后来，F先生获得了房地产管理和记账的执照，在一家物业公司找到了工作。管理和会计工作以月为单位重复相同的业务，在每年结算月进行相同的业务操作。所以即使他的推理和感觉思考能力较弱，也可以通过经验和重复性操作来稳步提高业务能力。

尽管F先生不擅长灵活应对突发状况，但是在积累了大量经验和知识，掌握了应对各种问题的方法之后，他显示出了稳定的问题处理能力，得到了周围同事的认可。

F先生虽然缺乏瞬间应对能力，但是通过踏踏实实的知识积累，很好地弥补了这方面的不足。

## 40多岁才意识到选错职业的女性

I女士是一位40多岁的理发师。因为自己家一直经营理发店，所以她从20多岁就开始做理发师，但是现在的她越来越觉得自己并不适合这份工作。

第一个原因是技术问题。从年龄来说，她已经40多岁了，理应在技术上非常娴熟，但实际情况并非如此，她的理发手法很笨拙，她对于自己的手艺至今仍然不自信。另一个原因是与客人的沟通交流问题。年轻的时候不擅长沟通，客人都不太介意，但是如果到了中年还是不能很好地和客人沟通，那么客户就会流失掉。

她怀疑自己存在发展障碍，于是前往医院就诊。智商测试结果显示，她的语言理解能力和处理速度能力高于平均水平，但是知觉统合能力较低，只有80左右，此外，工作记忆能力也稍有偏低。

只是这些对她的日常社交没有大的影响，而且她虽然有一定程度的感觉过敏问题，但强迫症状并不太明显，所以无法被诊断为自闭症谱系障碍，只是属于"灰色地带"。

但是，她有轻微的自闭症倾向，所以当需要较高的沟通技巧时，她便无法很好地应对。动作不灵活也导致她很难掌握娴熟的技术。

从I女士的性格特点看，她并不适合从事这一职业。她想要接管家里的生意，但结果却适得其反。像这种情况，有的人通过不断努力，克服了障碍；也有的人像I女士那样丧失信心，导致恶性循环。

后来，I女士选择到养老院为老人们理发，通过这种方式为理发店拉一些客户。在那里，无论技术方面还是交流方面，对她的要求都降低了，可谓是一个恰当的选择。

# 不擅长识别地图和图形的语言 / 听觉型

\* \* \*

还有一类人的知觉统合能力较低，但是同理心和沟通能力良好。这种类型因为具有出色的语言理解能力和听觉方面的工作记忆能力，所以被称为语言 / 听觉型。

这类人不擅长数学、物理、图形和地图，也不太擅长用逻辑的方法来看待事物。我们可以称他们为文科脑。

还有一种与此类似，但又有诸多不同点的类型，就是前文提到的语言 / 记忆型。这类人学识渊博，感兴趣的话题可以滔滔不绝地谈论，但是却不太擅长换位思考。他们学富五车，词汇量大，擅长逻辑辩论，但是却不擅长判断突发情况，在实际行动方面也很笨拙，想法往往沦为案头理论。

语言 / 听觉型不擅长地图和图形，但在语言能力和沟通能力方面却出类拔萃。因为这种特点常常出现女性身上，所以有时也被称为"女性脑"。

男性在胎儿期接受睾丸分泌的雄性激素，即睾丸激素；女性因为没有睾丸，所以通常不会分泌睾丸激素，因此男性与女性在大脑发育方面存在差异。

女性脑擅长换位思考与对话交流，而男性脑往往擅长系统思考和视觉／空间认知。

但是在现实生活中，我们不能简单地用这种方法来区分男性与女性。有的女性更擅长抽象思维而不是换位思考；有的男性在语言与听觉能力方面更出色。这里面当然有遗传因素的影响。不过除了遗传因素之外，产前睾丸激素的分泌情况也受到母亲承受的压力的影响。部分女性被迫与男性展开竞争，受到较大的压力，这时她们也会分泌较多的睾丸激素。

换句话说，根据母亲承受的压力、所处的环境不同，她们所生的男孩有可能是女性脑，女孩有可能是男性脑。

在对男性与女性的知觉统合能力进行比较时我们发现，在一个相当大的群体内，男性与女性之间并没有统计学上的显著差异。换句话说，从整体上看，擅长知觉统合与不擅长知觉统合的男女比例相当。这样想来，不擅长地图和图形的女性脑这种说法可能是一种偏见。

# 如何训练知觉统合能力？

\* \* \*

要训练知觉统合能力，一个有效的方法是从小就接触积木和拼图。此外，将棋❶、黑白棋、桌游、拼图游戏也可以锻炼我们的知觉统合能力。

我们和擅长数学的人交谈，会发现他们都很喜欢拼图类游戏和将棋。虽然不知道数学和这些游戏之间的因果关系，但是事实是喜欢将棋和拼图类游戏的孩子们通常数学都很好。或许他们本来就很擅长数学，再加上不断练习，所以无论将棋还是数学能力都越来越强。

将棋和围棋是利用知觉统合能力的对战游戏。棋手们需要读懂对方的棋步，一边移动棋子，一边在脑海中思考对策，所以它们可以锻炼我们的知觉统合能力。另外，破解残局也是锻炼知觉统合能力的最佳方法之一。

数学家冈洁小时候喜欢的不是将棋，而是沙盘游戏。他喜欢大型沙盘，这种将世界缩小到盒子里的游戏可以锻炼知觉统合能力，这或许为他成为数学家打下了基础。

---

❶　日本的一种棋类游戏。——译者注

我有一个朋友在东京大学主修物理，后来又考进东京大学医学部，毕业后成为一名医生。他从小就喜欢画铁路的路线图。像他这样通过自己喜欢的游戏来锻炼知觉统合能力是一种最好的锻炼方法。

此外，我们还可以通过日常行为来锻炼知觉统合能力，例如将文章或者听到的事情整理成图表。如果是学生，那么就是做笔记和整理笔记。这是一项基础工作，非常重要。

东京大学学生的笔记经常被人津津乐道，由此可以看出，优秀的学生能够边听课边整理出出色的笔记。

我是那种从不听课的学生，课后会向好学生借来笔记，然后把它们复印下来，在考试前突击复习一番。所以，很遗憾我没能掌握做好笔记的能力。现在想来，实在是一件可惜的事情。

一边听课，一边将课堂内容进行视觉化整理，日复一日的训练之下，我们的思考会变得更加严谨，能够更准确地读懂对方的话。

第五章

# 难以共情的人——理科脑型 和 S 型

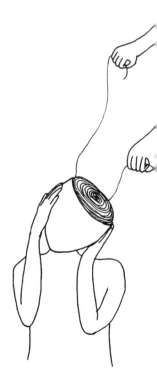

# 知觉统合能力强的人——理科脑
# 与自闭症谱系障碍

\* \* \*

上一章中我们讲的是知觉统合能力较弱的人。这个世界上也有完全相反的人，他们的知觉统合能力特别强。

知觉统合能力是对事物进行图式化分析的能力，是判断情景、预测变化和未来、避免损害、做出有利选择的能力，也是客观看透事物、做出冷静判断的能力。这种能力是数学和物理能力的基础，当然某些哲学家和文学家身上也可能具备优秀的知觉统合能力。

著有《儿子与情人》(*Sons and Lovers*) 等杰出作品的英国作家戴维·赫伯特·劳伦斯 (David Herbert Lawrence) 出身于贫穷的工人家庭，他靠着奖学金才得以进入高中学习。他在学校曾经获得过优秀奖，不过不是语文方面的优秀奖，而是数学优秀奖。劳伦斯的作品中对自然的描写仿佛工笔画一般细致，这种卓越的描述力与他的想象力不无关系。

作家安部公房在初中和高中时期很擅长数学，他在看陀思妥耶夫斯基作品的同时，还会专心阅读高木贞治的《解析概论》。安部还倾心于胡塞尔的现象学，他的文学方法根植于现象学的思想。虽然考入东京大学医学部，但他并没有从医，而是选择了文学的道路，这或许因为比起人体，他更加关心抽象的概念及其底层结构。

不过，更多的文学家是不擅长数学的，这一点毋庸置疑。

具有出色知觉统合能力的人，在面对复杂的现实情况时，能够利用客观化和图表化能力，冷静地找出最优解，并明智地加以应对。

然而，知觉统合能力较强的人并非全无缺点。他们能够客观地看待问题，不容易被细节和情绪化事物所困扰，这是他们的优点。但是任何事情一旦过度就会产生问题。

这类人看待事物过于客观，所以缺乏同理心和对他人的关注，总是摆出事不关己的冷淡态度。他们虽然也会为他人进行分析和说明，但是却采取听之任之、自己的事情自己解决的疏离姿态，让人感到其缺乏善意。

# 系统性思考的 S 型

\* \* \*

知觉统合能力关系到找出模式和规律，对其进行推理，并构建新模式和规律的能力。看地图不仅仅是视觉方面的认知能力，还是读取视觉信息所表达意义的能力。

这种能力使我们能够进一步看透事物的底层结构，从结构中认识世界，推断出我们无法看到的现象。换句话说，它是根据现象的底层系统来理解现象的能力。

西蒙·巴伦-科恩（Simon Baron-Cohen）是自闭症研究领域最有影响力的专家之一。他认为，人类的大脑分为擅长换位思考的 E 型与擅长系统性思考的 S 型。自闭症属于极端的 S 型，极其不擅长换位思考。

科恩认为，自闭症患者之所以对规则和同一性非常痴迷，是因为他们喜欢从系统的角度思考，去追求同一个规则。

喜欢系统思考，根据某一套规则来理解事物，无论是在灰色地带人群还是正常人群中，都是 S 型人的一个重要特征。

## 杰夫·贝索斯的例子

亚马逊公司的创始人杰夫·贝索斯名列亿万富豪榜榜首，但他的早年生活却非常坎坷。他的父亲是马戏团成员，专长是骑独轮车。贝索斯的父亲和高中时代当时只有16岁的女孩交往，那个女孩后来生下一个孩子，就是贝索斯。

贝索斯的父亲工作不稳定，再加上两个人都太年轻，无法负担一个家庭，所以两年后他们离婚了。母亲后来又再婚，贝索斯跟着母亲和继父生活，身份是继父的养子。他的继父（同时也是养父）是来自古巴的政治难民，靠着奖学金和打工读完了大学，在一家大型石油公司上班。母亲再婚后，贝索斯与亲生父亲失去了联系。

从幼儿园开始，贝索斯就明显表现出一个特点，那就是只要他全神贯注于某事时，就会忽略其他事物。

在公园的池塘里乘坐脚踏船时，其他的孩子都向母亲挥手致意，贝索斯却专心研究船是如何工作的，完全没有注意到母亲。一旦他开始做某事，就很难让他停下来做其他的事情。有的时候幼儿园老师不得不把他的椅子从一个位置搬到另一个位置，好让他专注于下一个任务。

少年贝索斯是一位机甲少年❶，他的理想是做一名宇航员和发明家。

少年时代的贝索斯曾经把祖母惹哭过。他看到公益广告警告人们吸烟会导致死亡率上升，于是通过计算得出一个结论：祖母吸烟会使她的寿命缩短九年。他将结果告诉了祖母，祖母哭了起来。这也难怪，因为祖母已经罹患肺癌多年。

他的计算结果或许是正确的，但是让祖母伤心的不是计算结果，而是他漠不关心的态度。对于少年贝索斯没有恶意的失言，祖父温和地责备了他，祖父说："杰夫，总有一天你会发现，善良比聪明更难。"

高中时，贝索斯加入了科学部和国际象棋部，并获得了各种奖项。好胜的贝索斯曾发誓要获得第一名的成绩，成为毕业生代表。最后他做到了。他考入普林斯顿大学，获得电气工程和计算机科学学位。毕业后，他选择了在股票投资界工作。这是一家较早利用数学和计算机的金融工程方法横扫华尔街的投资公司，贝索斯在这里逐渐崭露头角。

---

❶ 机甲少年，一个广义概念，指在内心里操控或拥有机甲（机器人装甲）进行战斗或冒险的青少年。——编者注

从贝索斯的经历中，我们可以感受到他对系统的痴迷。按照程序，计算机自动进行交易，这种方法排除了一切情绪的介入，按照既定规则冷漠地进行交易。

贝索斯的一位下属指出，他的思维和行动的特点是逻辑性极强，"他系统地处理所有事情"。

据说，即使在与女性交往方面，他也采用了增加"女性流"（投资界有"交易流"的说法，指的是遇到投资项目的机会，由此他称与女性相遇的机会为"女性流"）的方法。

从这些事情中，我们可以清楚地看出，贝索斯属于拥有系统性思维，并利用系统性思考来做事的 S 型思维人士。

## 埃隆·马斯克的例子

与贝索斯一样，埃隆·马斯克也是取得惊人成就的时代宠儿。他是一个打破常规的人，不仅创立了全球领先的电动汽车公司特斯拉，还创立了太空探索技术公司（SpaceX）公司，在私营太空业务领域取得了突破，尽管这在之前被认为是一个白日梦。

如果要在历史中找出一个能与之媲美的人，我们恐怕只能想到亚历山大大帝或成吉思汗了。只不过这两位的英雄伟业是建立在军事征服之上的，而马斯克则正在通过科技和管理的力量努力完成一项其他人无法企及的事业。是什么样的热情和才华使这些壮举成为可能呢？

埃隆·马斯克出生于南非首都比勒陀利亚。他的父亲是一名机电工程师。母亲是一名营养师，但是她在学生时代很擅长理科和数学，是一名"理工女"。父母双方都具有较强的理科能力。

少年时期的马斯克是个好奇好动的孩子，但在沉浸到自己的世界后，他对外界的呼唤不会回应。父母很担心他，曾带他去看过耳鼻喉科医生，但却并没有发现听力问题。

这种情况有时会出现在有自闭症倾向的儿童身上。他们专注于自己的内心世界，过于专注于自己的想法，以至于他们听不到来自外部世界的任何声音。外界无法得知马斯克内心在想什么，总之，这些将成为他后来的能量源泉。在接受采访时，马斯克说："五六岁左右，我学会了与外界脱节，把所有的注意力都集中在一件事上。通常来说，人类大脑中有一部分区域只用于处理眼睛看到的视觉信息，但是我感到这部分被用来进行思考了。总之，处理视觉信息的大部分功能都被我用于思

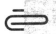

考。现在，我不得不去关注各种事情，无法像以前那样专注于一件事，但我小时候经常痴迷于一件事情。"

利用处理视觉信息的大脑区域来思考，这正是利用了大脑的视觉统合能力。少年马斯克一边做着白日梦，一边开始充分发挥自己的视觉统合能力。视觉统合能力是想象现实中不存在的事物，并对此展开思考的能力。马斯克还说道："就图像和数字而言，我可以掌握和处理它们之间的关系和数学关联。我可以清楚地看到加速度、动量和动能如何影响物体。"

从孩提时代起，他就掌握了形象思维的技巧。

马斯克并非沉溺于空想，他小时候的另一个爱好是阅读。他手里总是拿着书。

据他弟弟说，他有时每天会花十个小时读书，周末一天能读两本书。他把学校图书馆的书都读遍了，后来就开始读大英百科全书。在小学期间，马斯克已经读过两套百科全书，成为"行走的百科全书"式的聪明男孩。

不过，少年马斯克也有不擅长的事情，那就是社交和运动。他会优先考虑事情的对错，而不是对方的想法。无论哪里出现错误，他总是忍不住指出来。结果，他经常激怒和惹恼别人。

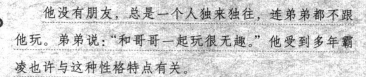

他没有朋友，总是一个人独来独往，连弟弟都不跟他玩。弟弟说："和哥哥一起玩很无趣。"他受到多年霸凌也许与这种性格特点有关。

父母关系恶化，最终离婚，这让少年马斯克感到更加孤独。起初，马斯克和他的母亲住在一起，但那时母亲忙于工作，所以照顾马斯克的是他的祖母。上下学的接送、陪伴马斯克玩游戏等事情，都是祖母完成的。

多年后，马斯克选择和父亲一起生活。然而，他的父亲似乎很古怪，不太能够给他期望的爱和善意。

马斯克最终放弃了南非，前往美国。回顾与父亲共同生活的时光，他这样说道："那段时光并非一无可取之处，但是我过得并不幸福，甚至可以说是悲惨的。我的父亲总是可以让别人的人生变得悲惨。是的，他可以毁掉任何美好的局面。"

即使拥有较高的知觉统合能力，马斯克仍然很难摆脱父亲不爱自己所带来的伤害。

后来，马斯克将内心的挫折升华为对宇宙的雄心壮志，稳步推进自己的伟大事业。

# 自闭症谱系障碍患者拥有超级男性脑吗？

\* \* \*

受到遗传因素影响和环境压力，女性的血液中也可能含有高水平的雄性激素。

研究表明，如果男孩不仅接触到从睾丸分泌的睾丸激素，还接触到来自母亲的睾丸激素，他们的同理心和交流能力的发展会受到抑制，对系统的兴趣和关注度会增加。还有一种理论认为，自闭症谱系障碍是由于幼年过度接触雄性激素引起的，这导致大脑变得过度男性化。这种理论被称为超级男性脑假说。

这个假说也解释了为什么自闭症在男性中的发病率是女性的好几倍。由于男性自然会接触到自己睾丸释放的睾丸激素，因此他们处于过量睾丸激素的高风险中。

反之，女性体内源自自身的睾丸激素较低，很难成为超级男性脑。女性自闭障碍患者往往病情较轻，因此不太引人注意。然而，雌激素是通过转化雄性激素而产生的，如果这种代谢途径不能正常运转，那么即使女性也会出现雄性激素水平升高的情况。

据推测，容易长粉刺或体毛浓密的女性，她们的雄性激素水平相对较高。如果你是女性，不擅长沟通，不会处理人际关系，而且你更关注系统性知识，而不是共情式话题，那么你可能拥有 S 型大脑。

现在我们来了解一下区分 E 型和 S 型大脑的生物标志物。它是食指长度与无名指长度的比值，这反映了一个人出生之前睾丸激素的暴露情况。对于男性来说，如果食指较长，就是 S 型大脑。女性则相反，如果无名指较长，往往是 S 型大脑。这是一种高度准确的生物标志物，也是检测自闭症谱系障碍的有效方法。

不过，利用超级男性脑假说只能解释部分自闭症谱系障碍，自闭症谱系障碍的诱发因素还有很多，它们都各不相同。最近的研究表明，雌激素过多也会增加患自闭症的风险，尤其对于女孩来说。当然，自闭症的发生也可能与性激素无关。自闭症谱系障碍包括多种类型和多种原因，不能一概而论。这一点一定要注意。

关于共情式关注与系统式关注的区别，我还要补充一下。类似"很好呀""我喜欢/不喜欢""我也是这样"等表达都属于共情式表达。而"为什么会（这是什么意思）""是正确的/错误的""应该做"等关于事物结构、规则、对错的表达（或争辩）则来自对系统的关注。

人们通常都喜欢共情式聊天。但是对于喜欢系统式表达的人来说，他会觉得别人的话很无趣，不过他们自己说话时周围的人不听，甚至退避三舍，心情也不会舒服。

许多有自闭症倾向的女性都被判定为"灰色地带"，她们会被喜欢共情式聊天的女性孤立，在儿童时期可能被霸凌或被同伴排斥。

但是，科学和文化的发展、政治和社会的变革更多地来自系统性讨论，而不是共情式讨论。如果没有系统性讨论的能力，人类便无法构筑今日的繁荣局面。所以说，无论是共情式表达还是系统式表达都非常重要，对一个人来说，这两种能力都不可或缺。

# 知觉统合能力较强的自闭症类型

## ＊　＊　＊

自闭症谱系障碍有两种类型：一种是知觉统合能力较弱的类型，这种类型我们在前一章已经讨论过了；另一种是知觉统合能力较强的类型。

自闭症的诊断条件之一是存在社交障碍。尽管知觉统合能力弱可能会导致社交障碍，但是习惯于并喜欢与他人分享情绪的能力是独立于知觉统合能力之外的。因为前者是与催产素系统密切相关的能力，而后者则是前额叶皮层与视觉相关区域共同产生的能力。

一个人即使知觉统合能力很出色，但如果社会性功能和共情能力较弱，那么他的人际关系和沟通也不会顺畅。

### 工作能力很强，却无法理解妻子为什么发火

D 先生是一名将近 50 岁的男子，从事技术工作，当下他在公司发展得很好。他曾经跳过一次槽，因为当时觉得公司没有真正重视自己的技术，所以当其他公司给出更好的条件时，他几乎没有犹豫地就离开了以前的公司。

在新公司，D先生没有关系特别好的同事，也没有从工作中感受到乐趣。不过，对他来说工作就是工作，而且薪水和奖金也恰如其分地反映了他的工作业绩，所以D先生并没有什么不满。

但是后来D先生遇到了意想不到的事情。从某天起，当他回家时，妻子不再对他说"你回来啦"，也不准备晚饭，而是自己先睡了。

一开始他以为妻子的身体不舒服，或者妻子把孩子哄睡后，自己也忍不住睡着了，所以D先生自己默默泡了方便面解决掉晚餐。后来他问妻子发生什么事情了，妻子只是不耐烦地说："我太累了。"

直到有一天，妻子只准备了孩子的饭，喂了孩子吃饭，却没有准备D先生的晚餐。面对这种情况，再加上D先生工作非常疲惫，他终于受不了了。一向冷静的D先生终于发怒了。

他怒吼道："你究竟想干什么？！"他的声音把孩子吓哭了，妻子抱着哇哇大哭的孩子打算去卧室。他推搡着妻子不让她走，妻子说："别碰我！否则我报警了！"听妻子这样说，D先生感到很吃惊。

第二天，D先生下班回来发现妻子和孩子都从家里搬出去了。妻子留下一封信，写道："我暂时回娘家了。

我不是你的厨娘，也不是佣人。你昨天的吼叫现在都让孩子感到害怕。他说不想和这样的爸爸一起生活。我也不愿意和这样的你一起生活。如果你再对我们使用冷暴力或虐待我们，我们就离婚！"

D 先生一直觉得自己很在意妻子和孩子，而且认为自己的家庭氛围良好。他不相信因为一点小事，自己的家庭就这样轻易崩塌了。D 先生感到非常难以理解。

在 D 先生看来，自己为了家庭努力工作，成为家庭的经济支柱。妻子负责照顾孩子和做家务，让家庭保持温馨和谐。夫妻之间互帮互助，每个人都做好自己的分内之事，家庭关系一直很和谐。

但是妻子突然放弃了自己的角色，这完全就是妻子的自私任性。妻子是全职主妇，她不想给丈夫做饭，这就等同于丈夫不想给妻子生活费。

在困惑中，D 先生前来咨询。

心理咨询师推测，D 先生的妻子一直以来都在压抑着不满的情绪，而 D 先生并没有注意到这一点。他告诉 D 先生，丈夫的角色不仅仅只是养家糊口。

心理咨询师问 D 先生："你每天都和妻子聊些什么？" D 先生说，他根本不理会妻子的话，最近除了孩子的事情之外，他们之间几乎没有什么话题。

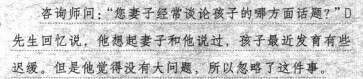

　　咨询师问："您妻子经常谈论孩子的哪方面话题？"D
先生回忆说，他想起妻子和他说过，孩子最近发育有些
迟缓。但是他觉得没有大问题，所以忽略了这件事。

　　咨询师认为，D先生和妻子在感受方面有很大差距。
妻子认为丈夫无法分担自己的焦虑和担忧，所以产生了
不安全感。听到咨询师的解释，D先生这才知道妻子为
什么不满。

　　后来，在妻子的要求下，D先生决定接受发育评估
检查。检查结果显示，D先生的知觉统合能力非常高，
但是工作记忆能力却低于平均水平。不过医生不能据此
就诊断D先生存在发展障碍，要做出发展障碍的诊断，
必须依据一定的诊断标准。

　　从性格来看，D先生有坚持自我观点和规则的倾向，
但是他在学生时代和工作中都表现完美，至少婚后七八
年，婚姻生活都没有明显问题。如果像D先生这种程度
都要被诊断为自闭症或社会交往障碍，那么社会上20%
到30%的普通人群都将被划分到这一类了。因此D先生
被判定为"灰色地带"。

　　但是，即使不是自闭症，只是"灰色地带"，D先
生困惑的现状也无法改变。良好的知觉统合能力固然是
好事，但是如果与其他能力无法保持均衡，那么就会影

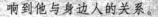

响到他与身边人的关系。

　　D 先生的知觉统合能力非常高，但是工作记忆能力较差。发育评估检测中的工作记忆能力指的是通过耳朵记住的听觉工作记忆。也就是说，工作记忆力弱意味着通过听觉的理解能力较差。

　　D 先生之所以忽视妻子的话，一方面是因为工作疲惫，另一方面因为本来他的听觉理解能力就弱，所以妻子的话左耳朵进右耳朵出。妻子费尽心思地表达自己的想法，丈夫却置若罔闻。在这种情况下，她会怀疑丈夫并没有认真听自己讲话，从而产生不信任感。

　　除此之外，D 先生还存在依恋问题，这是一般的发育检查无法查出来的问题。D 先生属于恐惧／回避型依恋人格。这类人对他人有着强烈的不信任感，担心对人敞开心扉或发生情感关系会受到伤害，所以会避免与人接触。尽管他也想与人交往，想要被爱，但却做不到。

　　D 先生的母亲是职业女性，很少在家。在家的时候总是心情不好，在 D 先生的记忆中，母亲总是因为学习的事情指责他。为了避免被指责，他尽量不与母亲有眼神交流，也几乎从不向母亲撒娇。

　　对于 D 先生来说，向人敞开心扉是危险的行为。于是不知不觉间，他开始对人产生警戒心，与人的交往逐渐浮于表面。他的性格影响到了婚姻关系，妻子因为无法与丈夫做良好的沟通，所以承受的压力越来越大，最终达到了承受极限。

知觉统合能力较高的人也可能表现出强迫倾向，他们容易按照规则和承诺来思考人与人之间的关系。但是，人与人之间的交往并不是数学公理或法律条文，并不是只按照既定的规则运转。只有拥有了情感联系和信赖关系才能维持好人际关系。

知觉统合能力高的人，即使没有被诊断为自闭症，也容易陷入一种错觉，他们认为可以按照客观规则来处理人际关系。因为他们往往不太重视共情和情感联系，所以在平时这类人一定要多加注意，努力去培养对周围人的同理心。除了心理咨询之外，还要进行相关的训练，例如，训练从对方的角度重新考虑事情，培养同理心等。

第六章

# 极度敏感的人——HSP
# 和不安全依恋

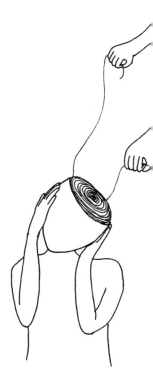

# 敏感容易受伤的两种类型

\* \* \*

近年来，越来越多的人因感觉过敏而感到痛苦。尽管尚未建立正式的诊断标准，但术语 HSP（highly sensitive person，高敏感型人群）已经被人们广泛使用（儿童被称为 HSC）。

虽然"高敏感型人群"不是一个医学概念，但很多人仍然喜欢从医学角度来理解它。他们觉得自己之所以生活痛苦，是因为性格过于敏感。

然而，仅仅是过于敏感，目前还无法被诊断为发展障碍或其他精神疾病。

感觉敏感这一特点满足自闭症谱系障碍的部分诊断标准，但其仅凭感觉敏感这一种症状不会被诊断为自闭症。对他人的表情和反应敏感是不安全依恋人格的典型表现，通常认为这不是障碍，而是一种特质。这种状态容易被判定为"灰色地带"。

过敏分为神经学上的过敏（例如感觉过敏）和心理社会学上的过敏（例如对他人表情敏感），根据哪一个表现得更明显，我们将敏感的人分为两种类型。

一种类型是不仅感觉过敏，还对他人的表情和反应敏感，过分在意他人的脸色。典型代表是高敏感型人群。另一种类型是感觉过敏强烈，但是对周围人的反应比较冷漠，不在意周围人的看法。这是一种带有自闭症倾向的类型。

# 自闭症与不安全依恋人格在敏感方面的差异

\* \* \*

自闭症谱系障碍表现出来的感觉过敏往往是敏感与钝感并存，在某些方面敏感，但在其他方面却钝感。他们对自己在意的事物反应过度，但是却不在乎对方的感受。

自闭症人群除了感觉过敏之外，还可能伴随有强迫症状，他们常常伴有社交障碍。

高敏感型人群虽然存在感觉过敏症状，但强迫症状并不明显，而且这类人群不但不存在社交障碍，有的人甚至擅长社交。在这一点上，高敏感型人群与自闭症人群有明显不同。

高敏感型人群会过度解读当时的氛围，过度体察对方的情绪感受。这种做法有好的一面，但是也有很多缺点。例如，过于在意对方会让自己越来越疲惫，总是优先考虑对方而不是自己，会让自己吃亏，等等。

出现这种情况可能受到先天的遗传因素影响，但更多的是后天成长环境中受到的影响。从医学概念来说，这大致相当于不安全依恋人格。

不安全依恋人格在从小看父母脸色长大的人群中表现得很典型。出现不安全依恋的主要原因包括父母在不同的情绪下对待孩子的态度完全不同、父母本身情绪不稳定，等等。除此之外，父母经常吵架、生活环境缺乏安全感（例如，家庭生活困难，不得不依附他人生活等）也会增加不安全依恋的风险。

父母情绪不稳定或者孩子成长环境不稳定的情况下，孩子自然对周围大人的情绪和脸色变得敏感，他们会察言观色，通过讨好对方生存下去。其结果是，孩子不仅缺乏安全感，而且还会形成对周围气氛或旁人脸色过度敏感的特质。

我们观察到一个人有感觉过敏的倾向时，我们需要看他是伴有社交障碍，还是对社交过于敏感。

如果是不伴有社交障碍的感觉过敏，那就是高敏感型人群，这种情况常常被认定为不安全依恋人格。这类人群通常不会出现强迫症状，例如，重复相同的动作、专注于相同的行为模式或对细节过度关注。不安全依恋人格的另一个特征是心理极度敏感，其敏感程度相当于甚至超过感觉敏感，他们过于在意对方的脸色和表情，过分关注对方的感受。

有些人同时存在自闭症倾向和不安全依恋倾向。例如，一个原本有自闭症倾向的人，由于父母的过度干涉、在学校被欺凌等原因，导致对周围人的脸色和反应变得敏感，那么他可能同时出现自闭症倾向和不安全依恋人格（或恐惧／回避型依恋人格）。

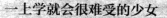

## 一上学就会很难受的少女

13 岁的中学生小 K 从小学六年级就开始厌学了。因为她对声音和光线很敏感，尤其听到大的声音和高亢的声音就会非常难受。

最近她无法忍受尖锐的东西，只是把剪刀放到附近，她就无法集中精力。她开始频繁肚子疼、头疼、头晕，一开始家人以为她的身体出现问题，带她去了医院检查，结果并没有发现异常。

只要按规划行事，她便会感到很安心，如果计划突然发生改变，她就会变得焦虑不安，身体也会出现症状。小 K 从小学走路很慢，也不擅长运动。她喜欢读书，对奇幻小说很着迷。在小说描绘的世界中，所有的一切都那么和谐，让人感到身心愉悦。她喜欢反复阅读同一部作品。

像小 K 这种情况，不仅仅是敏感，同时还伴有社交障碍的症状和强迫症的症状，所以我们怀疑她的原发病为自闭症。

# 易与自闭症混淆的"恐惧／回避型依恋人格"

\*  \*  \*

不安全依恋人格与自闭症的症状很容易区分，所以只要知道二者的区别，就不会发生混淆。但是有一种症状恰好介于二者之间，即使是专业人士也难以区分它们，这就是恐惧／回避型依恋人格。

恐惧／回避型依恋的特点是他非常在意对方的反应，很看重对方对自己的评价，担心自己是否被对方接受，他会对此感到很焦虑；但另一方面他又不愿意受到伤害，所以回避亲密的情感关系，想要与对方保持距离。这类人总是处于两难的境地，一方面希望自己被对方接受，另一方面又害怕对方，无法相信对方。

有一个童话故事叫《哭泣的赤鬼》。赤鬼想和村民做朋友，但是他们互相猜忌，总是无法亲近。于是，青鬼自告奋勇扮演恶人角色，让村民明白赤鬼是好人，通过这种方法让赤鬼和村民们相互敞开心扉。

或者像《美女与野兽》中的野兽那样，他认为自己无论如何都会被人讨厌，所以将自己关在城堡内，不想让任何人看到他。一位女孩误闯进城堡，并且对他表示了好感，但是他仍然无法相信她。只有当他们确认彼此无私的爱意时，不信任感才消失，诅咒才被解除。

恐惧／回避型依恋人格的人担心自己被讨厌、被拒绝，所以与人交往时会很胆怯和感到尴尬。但是在社交中表现出恐惧和焦虑反过来会妨碍与对方的互动。

恐惧／回避型人格不仅害怕与人结成亲密关系，而且还不愿意接受挑战，不愿意面对新的行动。因为对他们来说，这意味着要结成一段新的人际关系，他们必须要去说明、去交涉，要把自己展现在对方面前。

这些人的社交沟通能力没有问题，却总是回避去沟通，长此以往，行动机会就会减少，他们的社交能力也会下降。周围的人无法分辨他们到底是不会社交，还是不想社交。从结果来看，因为不想社交导致社交技能下降，从症状来说与社交障碍很类似。

他们回避新的挑战，会导致生活永远没有变化，总是在重复相同的事情。即使这个人原本没有强迫倾向，从结果来看，他也是在不断重复相同的行为模式和生活方式，这很类似于强迫症的症状。

因此，恐惧／回避型依恋人格往往很难与自闭症区分开来。

它们的区别点在于，恐惧／回避型人群的成长环境缺乏安全感，他们在过去受到过虐待或欺凌。他们的特点是根本就不相信他人。如果只是自闭症，即使他很敏感，他对人的态度也不会那么悲观。

### 夏目漱石的例子

文学大师夏目漱石就属于恐惧／回避型依恋人格。他从小被寄养在别人家，后来被送回去，又被收养，又被送回去，一直缺乏稳定的安身之所。在成为知名的作家后，之前的养父上门向漱石要钱，给他带来很多痛苦。

夏目漱石很敏感，他听到孩子们吵吵嚷嚷的声音常会感到焦躁生气，还会打骂妻子。他不仅感官过于敏感，还会止不住地妄想别人对自己有恶意。

夏目漱石在代表作《心》中，描写了主人公深刻的内心创伤以及对他人的不信任。在小说中，主人公被信任的叔叔欺骗，自己又背叛了好友，将他逼死。主人公无法信任他人，感到非常痛苦，而这种痛苦也正是夏目漱石自身的痛苦。

恐惧／回避型人格对人的不信任感往往来自心灵创伤。

而自闭症人群并不关心对方是否有恶意，或者根本意识不到对方的恶意。这种不敏感或许是一种缺点，但是它可以保护自己免受伤害。

表6-1对高敏感型人群、自闭症谱系障碍、恐惧／回避型

依恋人格进行了总结。

**表6-1　高敏感型人群、自闭症谱系障碍、**
**恐惧 / 回避型依恋人格的区别**

| 高敏感型人群（焦虑型） | 自闭症谱系障碍 | 恐惧 / 回避型依恋人格 |
|---|---|---|
| 不仅仅感觉过敏，对他人脸色、表情、周围的氛围都很敏感 | 感觉过敏与钝感并存，很难读懂他人表情和周围的气氛 | 不仅感觉过敏，还在社会心理方面过于敏感，对人非常不信任 |
| 几乎没有社交障碍，也没有强迫症状。神经学方面的功能障碍也不明显 | 有明显的社交障碍和强迫症状，可见动作笨拙等神经学功能障碍 | 神经学功能障碍较轻，但有明显的社交困难和强迫症状 |
| 很大程度上受到不安全依恋人格等成长因素影响，但是有时也受到遗传因素影响，例如容易感到焦虑的体质 | 通常认为受到遗传因素影响，不过受环境影响也很大 | 受到不安全成长环境的影响，或者受到过心理创伤，有时也可能伴有轻度自闭症 |

不过，在自闭症患者中，有不少人因为受到欺凌，受到父母或老师的打击，产生二次伤害，从而表现出恐惧 / 回避型依恋人格的特征。

自闭症合并恐惧 / 回避型依恋人格的人疑心非常重，完全不相信他人，有严重的强迫症状，社交也出现明显问题，这会导致他们更孤独。很多人会拒绝走出家门，或者虽然有一定能力但是却无法适应社会。

有的自闭症患者神经障碍并不太严重，属于"灰色地带"或轻度自闭症，但是如果合并出现恐惧 / 回避型依恋人格，那么他们的生活会变得非常困难。

# 感觉过敏和伴随而来的身心问题

\* \* \*

很明显，感觉过敏的人会感受到更多压力，他们更容易感到焦虑和紧张，经常出现颈部僵硬、头痛、头晕、腹痛和腹泻等症状。这种身体问题无论在自闭症、高敏感型人群还是恐惧／回避型依恋人格中都很常见。

哲学家尼采是一个极其敏感而且动作笨拙的自闭症患者，从小就患有头痛和各种身体疾病。夏目漱石患有胃溃疡，并最终因此而丧命。

许多自闭症人群都患有遗传性过敏症，例如：特应性皮炎和哮喘等。除了心身障碍之外，焦虑障碍和睡眠障碍也很常见。恐惧／回避型依恋人格容易长期抑郁，焦虑型依恋人格也容易伴有轻度抑郁等消极情绪。

# 如何改善和克服感觉过敏？

\* \* \*

近年来，针对感觉过敏带来的慢性疼痛（如头痛）的研究取得了一定进展。据报道，对于镇痛药无法改善的顽固性疼痛，可以利用认知行为疗法、正念和积极心理学等方法来加以改善，这些方法都被证实是有效的。

此外，近年来还有一种立足于依恋系统的方法受到关注，那就是通过改善与家人之间的关系和互动方式来改善症状。

日本九州大学医院心疗内科副教授、九州大学医院多学科疼痛中心副主任细井昌子医生谈到了依恋关系的重要性："我们介绍的都是很难医治的病例，其中有的患者情况有好转，有的患者情况没有好转。情况好转的患者们有一个共同点，那就是他们大部分都很亲近主治医生。"

"亲近"可以改善病情，这一事实支持了以下假设，即如果依恋关系稳定、催产素功能变得正常，那么感觉敏感和疼痛情况或许会得到改善。

# 休息过多反而会更加敏感

\* \* \*

感官过于敏感的人经常只关注敏感的事物，神经也只会集中到那一处，这样一来，他会更加敏感，会更加痛苦。对声音敏感的人，一整天都会去关注声音；感官敏感的人身体出现不适，他会越来越在意这一处不适，结果会越来越痛苦。

在这种情况下，我们可以尝试分散注意力，将精力集中到其他地方。越忙越容易减轻痛苦和焦虑。空闲时间太多，会更容易去关注痛苦。

所以，为了治愈敏感带来的症状而辞掉工作、好好休息、专心治疗，其结果常常适得其反。当然，压力太大的时候，好好休息是有用的，但是如果休息过度，在家里无所事事，时间一长反而会不断胡思乱想。

我们应该尽可能正常地生活和工作，做做家务和自己喜欢的事情，让自己适当地忙碌起来，这样就没有时间去想不适的症状，身心疾病更容易得到缓解和改善。

# 切换敏感视角的训练法

\* \* \*

一个人之所以过于敏感，那是因为他有着敏感的认知。尤其对于心理敏感的人来说，他们的敏感可能来自创伤体验，但更多是因为他们过于在意他人的想法，过于为他人着想。

他们在意他人的评价，不知不觉间以他人为标准来考虑事情。其实这种认知习惯可以通过训练来改变。

这种训练帮助我们转换看待事情的角度，不是只从自己的角度，而是从第三者的角度、从对方的角度来看问题。通过这种训练，我们可以看到不同的风景。当我们意识到自己过于执着，并逐渐摆脱这种执着时，我们会更加轻松地去看待自己与周围人的关系。

我们要采取一系列措施改善不安全依恋人格，随着对他人的心理敏感程度降低，感觉敏感等神经敏感反应常常会得到缓解。就敏感本身来说，无论它导致哪种疼痛，我们身体中感受疼痛的中枢都是一样的。无论是感官上的痛苦，还是社会心理上的痛苦，反应在大脑中最终都是同一片区域感到痛苦。所以社会心理敏感程度降低之后，感官过敏程度也会减轻，最终实现良性循环。

# 利用正念法和 SSP 来缓解敏感症状

\* \* \*

敏感和疼痛这种东西，当你努力去摆脱它们时，你反而会更敏感，更痛苦。相反，如果你接受现状，并且去体会现状，反而能得到改善。

通过禅修和瑜伽，人们能忍受长期的巨大痛苦。他们依靠的正是这种思维方式。将这种思维以恰当的形式应用于医学中，就是正念。

正念是在冥想时，将注意力放在自己的呼吸和身体感觉上，认真地去感受它们。即使每天练习三分钟，也能帮助改善强迫症状。

近年来还有一种叫作 SSP（safe & sound protocol）的方法也受到人们的关注。这种方法是让听觉敏感的人去听经过特殊处理的音乐，从而提高听小骨肌的调节功能，改善敏感症状。SSP 的发明者斯蒂芬·波吉斯（Stephen Porges）博士因"多迷走神经理论"而闻名。

我们能在听觉敏感的人身上发现迷走神经功能异常的问题，当他们过于紧张时，容易出现心悸、胸腹不适、恶心等症状。SSP 方法可以帮助他们改善听觉敏感伴随的这些症状。

近年来，药物治疗也取得了进展。许多药物对听觉敏感和人际关系敏感的症状都有不错的疗效。中药也可以改善敏感的症状。我们需要根据症状适当选择对症的药物。关于这一方面请咨询专科医生。

# 第七章

# 生活容易陷入混乱的人
## ——多动症和疑似多动症

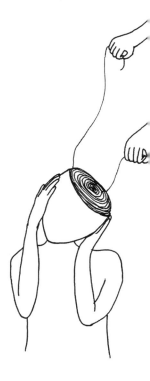

# 粗心大意和犯错背后的执行功能问题

\* \* \*

发挥大脑司令部功能的是前额后部的前额叶皮层。

前额叶皮层可以根据当前的信息和记忆中的信息，评估风险与回报，做出决策（选择目标）。与此同时，它还要思考怎样行动才能达成目标，并制定出规划，然后根据规划来采取实际行动（任务处理）。

根据信息做出决策并执行任务的功能被称为"执行功能"（遂行功能），这种功能无论在日常生活、工作还是人际关系中都起着非常重要的作用。

很多发展障碍患者都表现出执行功能差的特点，其中广为人知的是注意力缺陷和多动障碍。多动症人群由于注意力不集中、多动和冲动，会重复犯错，而且很快就会厌倦一项任务并开始做其他事情。他们无法管理时间，无法按时完成任务。不仅在任务执行方面，在前期的决策过程中，他们也总会出现问题。

他们常常无法控制自己的冲动，从而出现各种状况，例如：突然跑到别人的身边，差点让别人被车撞到；一时冲动花了很多钱投资；买了太多规划外的东西导致破产；等等。

他们缺乏规划性，所以有的时候会即兴采取行动，过后又不得不重新开始。例如，不看说明书就组装家具，最后不得不拆开重新组装。这样的人缺乏规划性，容易冲动行事。

但是，仅有粗心大意或冲动的问题并不意味着他患有多动症。因为除了多动症，还有许多其他因素也会导致执行功能障碍，出现粗心大意和冲动的症状（尤其在青少年中）。

但是不管是否因为多动症，有一点是可以确定的，那就是执行功能的下降不仅会导致错误行为，还会导致错误判断，从而使生活变得困难和麻烦不断。

事实上，在智力测试的四个群指数中，与社会适应情况关系最密切的是"处理速度"，它代表了执行功能的高低。

在常用的韦氏智力测验中，处理速度是由两个因素决定的：顺序处理和同时处理。

这种检测方法虽然可以检测出执行任务的能力，但无法显示出决策力和规划性。此外，在执行任务时，对现场处理来说很重要的灵活性（切换注意力和制定策略），在智力检测中也没有得到足够体现。

决策制定、规划性和灵活性（注意力转换）并不是常规检测内容，我们想要了解这些项目，需要单独进行测试。如果您对这些检查项目有所了解，就可以大致估计出一个人是否有执行功能方面的问题。

基于以上考虑，我整理了一份关于决策制定、规划性、顺序处理、同时处理和灵活性的清单（表 7-1）。如果清单上的两项内容都符合，那么我们就怀疑这个人的执行能力有问题。

**表 7-1 执行功能的检查清单**

| 内容 | 表现 |
|------|------|
| 决策制定 | 常常购买规划外的东西<br>容易冲动行事 |
| 规划性 | 不擅长按照规划行事<br>经常不读说明书就开始动手操作 |
| 顺序处理 | 容易厌烦，什么事情都做不长久<br>没有耐心 |
| 同时处理 | 不擅长瞬间判断<br>如果同时做两件事，效率会大打折扣 |
| 灵活性 | 一旦开始做一件事，中途很难做出改变<br>容易重复犯同一个错误 |

# 多动症激增之谜：他们可能是疑似多动症

\* \* \*

因为粗心大意导致犯错、不擅长整理、没有能力进行日程安排或时间管理……越来越多的人因为这些问题而感到苦恼。这种情况通常会被诊断为多动症，医生会建议他们用药物治疗。

多动症的患病率激增，现在已经接近 10%。

从开药的人数来推测，15 年间，患者数量几乎翻了一番。一般认为，患者人数增加的原因之一是人们对该疾病的认识得到普及，自愿就医的病例数量大幅增加。但是这一点并无法解释所有问题，更多的专家认为，病例数量增加其实是因为患病人数增加了。那么遗传因素占六七成的多动症患者数量为什么激增了呢？

这个问题有几种可能的答案，环境因素就是其中之一，这一点毫无疑问。环境因素包括睡眠不足和压力增加，还包括社会上使用更多的人造甜味剂和着色剂、孕期饮酒、虐待以及家庭经济困难等。

病例数量增加的另一个原因是疑似多动症患者的增加。疑似多动症是指症状与多动症相似，但又是由另一种精神疾病引起的，例如，抑郁、焦虑、成瘾或依恋障碍。

儿童多动症随着年龄的增长，症状会得到改善，约 80% 的儿童在 18 岁以后不再被诊断为多动症，而疑似多动症往往在 12 岁后开始出现症状，而且病情逐渐加重。

因此，大多数成人多动症患者其实是疑似多动症。如第一章所述，疑似多动症的特点是，尽管神经受损程度较轻，但本人的生活痛苦和困难程度却相当严重。

疑似多动症病例通常与许多不同的疾病有关，例如，情绪障碍、焦虑障碍、成瘾和贪食症等。

# 如何区分多动症和疑似多动症？

\* \* \*

有的医生仅根据筛查表就轻易做出多动症的诊断，导致现在过度诊断正在成为一大问题。据估计，仅凭筛查表就被诊断为多动症的患者中，大约一半是疑似多动症。所以，为了防止出现错误诊断和错误用药的问题，患者也需要掌握相关知识。

判断一个人是否为疑似多动症的要点之一是，多动／冲动和注意力不集中的症状是在 12 岁之前出现并随年龄增长逐渐好转，还是 12 岁以后开始表现出来，并随着年龄增长逐渐加重。

另外，还要检查他是否存在抑郁等情绪障碍、焦虑障碍、依赖症、暴饮暴食或精神分裂等问题。如果出现这些问题，尤其是不止一种问题，那么疑似多动症的可能性会增大。

另外，如果存在与父母分离，被父母虐待、支配等情况，完全无法对父母敞开心扉，那么他可能存在不安全依恋人格，这种情况可能是疑似多动症。

有报道显示，因为被虐待或被忽视而导致的依恋障碍病例中，有的人会随着年龄的增长，症状逐渐加重。此外，疑似多动症还有一个特点，那就是患者可能同时存在一些类似自闭症的症状。

从实验室检测结果也能看出，多动症和疑似多动症在特征方面存在差异。在检查量表中，真正的多动症往往表现为语言理解和处理速度的数值较低，而疑似多动症却是知觉统合数值最低。

此外，真正的多动症多见于男性，而疑似多动症无性别差异，或者女性稍多。

我们不能简单认为疑似多动症只是未达到障碍诊断标准的"灰色区域"，这是因为患者可能还存在潜在的依恋障碍问题。如果我们能通过疑似多动症意识到自己存在依恋障碍，或许就能够找到摆脱痛苦的方法。

# 易与多动症混淆的情况：前额叶皮层受损

\* \* \*

一般认为，多动症的发病主要是由于遗传造成的，而疑似多动症则主要由成长环境引发。不过还有一个容易混淆的情况，那就是如果前额叶皮层在事故中受损，它的后遗症是行为制动无法正常发挥作用，患者变得注意力无法集中、多动和冲动，从症状上看类似于多动症。

前额叶皮层受到损伤通常没有明显的症状（例如，瘫痪），只有细微的性格变化，所以很难被人察觉到。

常见的前额叶皮质损伤主要发生在急刹车时。这时坐在前排的乘客头部因撞到仪表板或挡风玻璃而受伤。此外，后脑勺撞到墙上时也会震动大脑，常常导致对侧的前额受损。

如果你小时候头部曾经受到重击，那就需要注意你的行为和注意力是否发生了变化。除了自己仔细回忆，还要问问周围的人当时的情况。不管怎么说，如果不进行 MRI 等检查，便很难发现脑损伤。但是如果只是轻度损伤，那么有时即使做了检查也无法发现问题。

如果一个人的前额叶皮层受损，那么他的大脑制动效果可能比多动症患者还差，他会很难以忍受等待，而且会出现无法控制的冲动，还会反复犯下相同的错误。

# "注意力的维持"与"注意力的分配"

\* \* \*

注意力和任务处理密切相关。包括注意力在内的任务处理能力就是前文提到的执行功能。在发育评估的四个群指数中，处理速度代表了执行功能的高低。

我们根据顺序处理与同时处理的成绩来计算处理速度。顺序处理和同时处理分别代表"注意力的维持"和"注意力的分配"。无论注意力的维持较弱，还是注意力的分配较弱，都会导致处理速度下降。

患有多动症的人尤其难以维持注意力，而患有自闭症的人则难以分散和转移注意力。换句话说，在多动症和自闭症患者中都可以看到处理速度的下降。多动症患者虽然处理速度很快，但是当他习惯了做这件事之后，他的注意力就难以集中，反而会犯很多错误。而自闭症患者往往过于细心周到地做一件事，或过于专注于一项任务，处理速度往往会变慢。

# 处理速度快但错误多

\* \* \*

在多动症筛查测试中，怀疑患有多动症的人往往具有较快的处理速度。这种倾向在成人中尤为明显。尽管多动症患者处理速度很快，但是他们的执行能力是很弱的。一方面处理速度快，另一方面执行能力弱，这里似乎出现了矛盾。这是怎么回事呢？

事实上，多动症也分为好几种类型，包括有明显执行功能障碍的类型，无法忍受等待的延迟报酬障碍型，以及难以管理时间的时间处理障碍型等。

无论等待困难还是时间管理困难，都与他们的决策能力和规划性有关。而决策能力和规划性都包含在执行功能中，所以从这个角度来看，也可以理解为他们都有执行功能障碍。

正如笔者之前所说，处理速度几乎不反映一个人的决策能力、规划性和灵活性问题。一个人即使总是冲动地做出错误判断，他也可以在短时间内毫无阻碍地处理相关任务，而且做出轻率判断的人往往处理任务的速度很快，所以我们仅通过多动症测试并不能找到真正的问题。

仅根据症状来筛查多动症时，很容易把那些思维敏捷、

142

处理能力强的人也归类到多动症中。本来是优点，现在却被当成了疾病。

要解决这一问题，我们需要根据执行功能障碍和规划障碍等客观测试结果进行诊断，而不是根据多动症的症状进行诊断。

最起码，如果包括规划性和决策能力在内的执行功能没有退化，那就不属于疾病。如果这时还要通过药物来进一步提高执行功能，就超出了医疗范围，属于寻求"超能药物"了。

当观察到一个人出现执行功能障碍时，我们需要明确他在哪个阶段的功能运行不佳，这需要根据实验室检查结果来诊断。我们至少要知道执行功能的哪一部分薄弱才能对症下药。多动症这种模棱两可的症状诊断方法可能会掩盖真正的问题并错过适当的治疗时机。

## 处理速度慢也能考上日本国立大学

曾经有一位高中休学的学生找我做咨询。在他身上，除了处理速度之外，其余的三个指标都很优秀，都可以达到110~120，唯独处理速度只有80多。但是，那位学生后来考到了日本国立大学的理工科。因为他高达120以上的知觉推理能力弥补了低处理速度的不足。

还有一位休过学的高中生，他的处理速度更低，只有75左右。尽管他的语言理解、知觉统合能力高于平均值（100），但整体智商略低于平均水平。尽管如此，他后来也考入日本国立大学的文科。

这两个人都表现出对事情的强烈执着，他们的思想都专注在一件事情上。专注于一件事是一种优点，但是当事情进展不顺利时，他们更容易想不开，所以说，这同时也是缺点。

不过，这两个例子都说明了即使处理速度慢，但是只要努力，这类人群仍然有机会梦想成真。

# 多动症患者为什么容易患上依赖症？

* * *

在评估一个人的执行功能和处理速度时，我们要看他能否将注意力放在完成任务上、是否会出现很多错误，以及是否花费很长时间来完成任务。

不出错地进行计算和完成任务的确很重要，但真正严重的问题往往出现在更早阶段。也就是说，如果在决策和规划阶段出现问题，那么无论之后怎样努力完成任务，最终都可能被迫从头再来。事实上，人生中的巨大损失往往来源于决策和规划的失败。

这是因为虽然他的处理速度很快，但是决策和规划部分却出错了，所以导致之前的努力全部做了无用功。当我们意识到决策和规划障碍才是核心问题，我们就可以理解为什么处理速度快的人更容易被怀疑多动症。

还有一种决策能力低下的情况，那就是赌博依赖症。其他的依赖症也与此类似。在成瘾的状态下，人无法正确做出决策。在他人看来明显吃亏的事情，他们却乐此不疲地去做，最终毁掉自己的生活。

患有依赖症的人之所以做出错误决策，是因为是他们的奖励系统出现了异常。在成瘾带来的直接快感面前，他无法做出正常的决定。

以柏青哥 ❶ 依赖症为例，根据某项调查数据，一个上瘾者平均每年在柏青哥上花费 150 万日元 ❷。20 年后，他将损失 3000 万日元。据说柏青哥老手花掉的钱能买到一套房子，这与统计数据是一致的。但是，即使他们输掉那么多钱，大多数上瘾者仍然无法戒掉柏青哥。

多动症患者也容易出现各种成瘾行为，他们的决策和规划能力本来就弱，一旦对什么事物成瘾，行为就更容易失控。

---

❶ 日本的一种弹珠游戏机。——译者注

❷ 1 日元约等于 0.0483 人民币。——编者注

# 怎样提高决策和规划能力？

\* \* \*

要想避免这些不好的事情、巧妙地应对生活挑战、善于处事，就必须提高决策和规划能力，这比日常的努力更加重要。不管你付出多少努力，如果方向错了，或者你做的事情没有任何意义，那么最终都会白费力气。

努力是一种能力，但这种能力只不过是执行能力，要使这种努力取得成果，就必须锻炼决策和规划能力。

怎样才能提高决策和规划能力呢？

科学证明，正念是一种有效的方法。人们只需三分钟正念，就可以准确、迅速地做出决策。

正念是一种利用冥想来尝试感受自己的方法。我们可以采取一种放松的姿势，闭上眼睛，感受自己的呼吸和身体，感知真实的自己。正念法除了帮助我们准确、迅速做出决策，还具有减少分心、提高注意力以及改善抑郁和焦虑的效果。

在正念研究中使用的决策被称为最小差错决策。意思是这个决策是为了避免最坏结果，而不是为了得到最好结果。关于这一点，我想再补充一点。

我们现在生活在一个充满巨大危机的时代，人们接二连三地受到各种新的冲击，例如，近年来的新冠病毒感染等。前所未有的灾难接连发生，以至于每一年我们都在说这是"观测史上的第一次"。

科技的发展让我们的生活远比想象的更方便，但同时也产生了意想不到的副产品和副作用。在没有现成经验可遵循的情况下，如何判断形势成为关系到人类生存的当务之急。

在这种情况下，我们根本无法找到最佳答案。因为在危机结束前，我们不知道怎样做是最好的，而且有些问题即使经过数年、数十年也找不到答案。但是，那个时候胜负已分，我们可能已经不在这个世上了。

在有限的时间里，我们必须对眼前的情况做出某种决策，克服危机，处理问题。此时，更有用的方法不是选择最佳行动方案，而是优先选择那个避免最坏情况的方案（最小差错决策）。

你试图选择最好方案时，往往需要花费大量时间。在这期间，你无法做出判断，无法行动。在不断的拖延中，事态可能会陷入不可挽回的境地。

与此相对，最小差错决策指的是选择一种方法将陷入最坏情况的风险降至最低。这样一来，做出决策相对比较容易，你可以迅速采取应对措施。当然行动有可能以失败告终，或者我们并不能避免所有损失，但是我们可以大概率避免遭遇最坏的情况。

# 减少接收信息，创造反思空间

## \*　\*　\*

我们生活在信息的洪流中。正念具有阻断信息涌入大脑，使神经系统短暂回到安静状态的作用。

众所周知，当信息量过大时，我们的决策很容易受到即时信息的影响。我们的工作记忆容量非常小，在遇到问题时，即使没有多动症的人也很难做出正确的判断。因为我们很容易受到最新信息的影响。

看似是你自己在做决定，实际上你常常误信最后接触到的信息，把它误认为是你自己的决定。

信息越泛滥，我们越要把自己的想法与信息隔离开来，重新找回理智。这样做不仅可以做出正确的决策，而且对保持身心健康也非常重要。

就连谷歌这样的信息技术企业，也在积极将正念法引入到日常管理中。越是从事信息行业的人，越是需要采取对策，防止自己被信息淹没。

# 决策和规划能力弱的人容易仓促做出决定

\* \* \*

我们的选择将决定我们的一生。决策是一个重要的过程，它决定了我们的辛苦工作和努力是否能得到回报。坚定地面对问题，仔细思考，一直到想清楚再做出决定，这绝非是一件简单的事情。

不善于决策和规划的人往往不多做考虑就做出重要决定。有多动症倾向的人除了容易冲动，还不擅长等待。无论什么事情，他们都想马上做出决定，无论什么东西，他们都想要马上得到。

为了得到这个东西，他们可能会背负多年贷款，或者选择错误的合作伙伴，导致终生不幸。

那些冲动做出决策的人，以及不擅长等待、买了东西要立即撕开包装的人，可能会在决策和规划方面出现问题。这样的人必须养成良好的习惯，告诉自己不要立即做出决策，不要急于求成。

当别人催促你做出决断时，你不要被对方牵着鼻子走，而是要暂时采取保留态度，告诉对方"我会认真考虑""我必须和家人商量"。如果对方因此恼怒，并试图让你马上做出决定，你应该对他产生怀疑。在做出重要决策时，如果你能做到以下两点，就能避免重大损失。

第一点，把摆在你面前的选择项都写下来，把它们都记到笔记本中，然后针对每一个选择项，分别写下它们的优缺点。不仅要记录当下的优缺点，最好还写上五年后、十年后的优缺点，然后给每一个优缺点打分，优点是正分，缺点是负分。具体分值由自己来确定。如果选择项涉及现实中的费用和收支，那么就要写下具体金额。将每一个选择项的数值都加起来并进行比较。得分（或者金额）越高，越说明该选项优点比缺点（风险）多。如果过一段时间再做这项工作，你会发现你之前打出的分数可能发生变化。这是很正常的。数值的变化说明你的兴趣在发生变化，它或者仍然保持高涨，或者开始减退。

第二点，要征求不同的人的意见。当然，你一定要选择可以信任的人，同时还应该选择一个对自己比较严厉的人。你可以参考他人的意见，并再次把你的想法记录到笔记本中。他人的意见中或许有一些与你的期待不符。但是通过结合这些意见，你可以从更广泛的角度来思考问题，考虑选择项的优缺点，在此基础上做出最后的决定（表7-2）。

## 表7-2　做决策时的辅助工具

| 选择项 | 现在 | | 未来 | | 总分 |
|---|---|---|---|---|---|
| （1） | 优点 | ① 　　　分 | ① 　　　分 | | |
| | | ② 　　　分 | ② 　　　分 | | |
| | | ③ 　　　分 | ③ 　　　分 | | |
| | 缺点 | ① 　　　分 | ① 　　　分 | | |
| | | ② 　　　分 | ② 　　　分 | | |
| | | ③ 　　　分 | ③ 　　　分 | | |
| （2） | 优点 | ① 　　　分 | ① 　　　分 | | |
| | | ② 　　　分 | ② 　　　分 | | |
| | | ③ 　　　分 | ③ 　　　分 | | |
| | 缺点 | ① 　　　分 | ① 　　　分 | | |
| | | ② 　　　分 | ② 　　　分 | | |
| | | ③ 　　　分 | ③ 　　　分 | | |

注：优点记作正数，缺点记作负数，最后算出总分。

# 无法做出决策的三类人

* * *

冲动的人往往不假思索就做出决定，但是还有一些人，他们优柔寡断，即使是小事也很难做出决定。

这样的人大致可以分为三类。

（1）**试图逃避决策和责任的"回避型"**。第一类人的特点是总是在回避，他们讨厌承担额外的责任和麻烦，害怕失败，所以避免做出重要决定。拿恋爱来说，即使两人已经开始约会了，也很难进入下一阶段，有时你不知道回避型的恋人是否真的在乎自己。

（2）**日常行为也会耗费大量时间的"强迫型"**。第二类是不仅决策迟缓，就连日常行为也非常缓慢的人。他们做什么事情都谨小慎微，会花费大量时间。他们喜欢按部就班地做事，即使很着急，也不能跳过步骤和加快速度。

他们不愿意改变现状，对改变现状感到很焦虑，对新变化和新挑战畏缩不前。如果受到催促，他们会更加混乱，更加愤怒。

不过，一旦做出决定，他们就能够执行下去。从这一点看，他们是很可靠的。

　　**（3）凡事依赖他人的"依赖型"。**这种类型不擅长自己拿主意，不管是选择衣服还是食物，他们都只会听从周围人的意见和选择。他们没有信心自己做出决定，只在乎别人的反应和看法。一有风吹草动就求助于占卜算命的人就属于这种类型。

　　在以上三种类型中，（1）型和（2）型常见于发展障碍的灰色地带。如果被家人保护得太过，什么事情都需要父母拿主意，也可能出现（3）型。受到父母支配的不安全依恋人格中，（3）型比较常见。

　　虽然哪种类型都算不上什么大的问题，但是各种各样的决策将影响到我们的整个人生，从这个角度来看，（1）型和（2）型人生中的可能性会变得更少，而（3）型则无法活出真实的自我。所以，我们一定要了解自己属于哪种类型，从而扬长避短，增加人生的可能性。这一点很重要。

　　具有回避倾向的人不能逃避责任，他们需要面对问题，去改变自己的生活。具有强迫倾向的人，不能再不断重复同一件事，而要拿出改变的勇气。一个人如果能够享受他的变化，那他的生活就能变得更丰富，人生也将获得更大的稳定性。

　　具有依赖倾向的人，可以从小的事情开始，一点一点由自己来做决定。请您一定试试我在前文推荐的、利用笔记本写出选择项的方法。

# 通过训练提高规划性

\* \* \*

做出决定之后的下一个阶段就是规划了，这是决定任务成败的重要阶段。规划包括制定正确的策略，寻找更好的、更有效的方法，制定适当的时间表来解决每一个任务等。规划性就是提前考虑到这些事情的能力。

只有制定了规划，我们才能清楚这个任务要花费多长时间；才能知道要做什么、做多少才能按时完成任务。无论是升学还是工作，是生育、抚养孩子，还是买房子，如果一开始没有规划，我们就不知道什么时候该做什么事情，那就很难获得成功。

以中学考试为例，由辅导班或家长来做规划，这其实是有问题的。家长们觉得孩子的规划能力较差，所以如果把规划的任务交给孩子，孩子可能无法有效利用自己的时间来学习。这个理由我们可以理解，但是这是一个提高规划能力的机会，如果由辅导班或家长代劳，那么孩子就失去了宝贵的机会，只能按照老师和家长的规划来学习。

在中考过程中，少数孩子感受到了学习的乐趣，更多孩子被逼迫学习，逐渐失去了学习的动力。究其原因，他们不是按照自己制订的计划来学习，他们的主观参与性被削弱了。

为了孩子的将来考虑，如果可能的话，我们不仅要尊重学生想学习的决定，还要放手让他规划怎样去学习。

要加强规划能力，就要自己亲力亲为，自己去做计划。如果计划执行不顺利，就要做出适当修改，不断积累规划的经验。我们也可以让孩子从小体验规划的乐趣，让他们管理自己的东西和零花钱，自己做旅行计划，自己做寒暑假计划。这将有助于培养他们的规划能力。

# 不要轻易依赖药物治疗

\* \* \*

在改善多动症方面，药物治疗往往被视为一种可以快速见效的方法。但在很多情况下，患者在年纪较小时给药有效，或者在给药初期有效，但是随着时间的推移，药物效果会逐渐消失。很多患者因为没有效果或副作用较大而停药，所以药物的长期疗效存疑，甚至部分病例在用药后出现了抑郁、嗜睡和焦虑加重的问题。

在这种情况下，神经反馈训练可能更加安全有效。这种训练通过监测脑电波来提高自我控制的能力，例如，帮助患者在精神集中和放松之间来回切换。据报道，它还可以有效提高学业成绩，而这一点是药物治疗难以达到的。

父母想让孩子按照他们说的去做，但这样往往会造成恶性循环。在这种情况下，我们可以采用父母培训法和依恋法来帮助家长和孩子们。此外，依恋法还可以用于处理青少年不良行为和自残等难题。

# 第八章

# 动作笨拙的人——发展性协调运动障碍

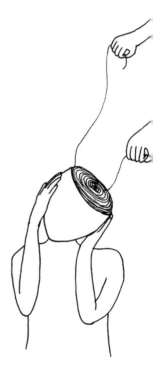

# 什么是"发展性协调运动障碍"？

## \* \* \*

自闭症谱系障碍、注意力缺陷多动障碍、学习障碍和智力障碍往往伴随着运动笨拙和平衡感不好的症状。

在中枢神经系统发育阶段，大脑和小脑都在发育，有的人大脑小脑整体发育都很差，也有的人在某些情况下，大脑小脑发育不均衡，小脑发育落后于大脑。后者容易出现智力正常但是行动或运动困难的问题。

很少有孩子仅仅因为不擅长运动或不擅长动手而被诊断患有发展障碍。但是如果幼儿有明显的动作笨拙，可能会被诊断患有"发展性协调运动障碍"。这样的孩子即使做了自闭症检查，但是由于年龄小，无法被确诊为自闭症，医生只能做出更容易给出的"发展性协调运动障碍"的诊断。

协调运动指的是左右手脚结合进行的运动，如一边走路一边挥手、用剪刀剪纸、削苹果、跳绳、球类运动、跳舞等。发育性协调运动障碍是指儿童在协调运动方面的进步比同龄儿童要慢，甚至无论怎样练习都无法做到协调运动，并且因此给生活带来困难。这种情况下即可做出"发展性协调运动障碍"的诊断。

此外，我们身边常见的症状还包括经常掉东西、撞到东西、经常受伤、字迹潦草、不会骑自行车、怎么练习也弹不好乐器、玩不好游戏，等等。

一言以蔽之，就是他的行为很笨拙。不过"笨拙"这个词带有强烈的贬义，所以人们逐渐开始用"发展性协调运动障碍"这一诊断名称来指称这种症状。

然而，"笨拙"与"发展性协调运动障碍"哪一种说法更让人放宽心呢？这个问题很微妙。"笨拙"只是一种特点或个性，但如果用医学名称来指称它，那明显就是一种疾病了。所以有的人认为"笨拙"这种叫法更好。

# 是否擅长协调运动是诊断发展障碍的重要标准

\* \* \*

很多处于灰色地带的人都患有发展性协调运动障碍。

童话作家、诗人宫泽贤治不擅长运动，推理作家江户川乱步做体操很吃力，日本文学代表作家之一川端康成的体育和数学成绩非常差。马斯克完全不擅长运动。优秀画家迪士尼没有运动神经，但是在班主任老师的热心指导下，华特曾经赢得过一次接力赛。他从未忘记表达对支持他的老师的感激之情，据说他们一生都保持联系。

发展性协调运动障碍还有其他特征，包括学走路很慢、不会搭积木、不会用剪刀、握笔和拿筷子的姿势很奇怪，等等。不能自己扣扣子、换衣服或系鞋带也会被怀疑患有发展性协调运动障碍。

单看走路和跑步的状态，我们会发现他们的平衡力较差、动作笨拙。要诊断发展性协调运动障碍，一个简单易行的诊断方法是闭眼走路。

让孩子闭上眼睛，大幅度摆手踏步前进。动作不协调的孩子不仅手脚平衡能力差，还会走着走着就向左或者向右转身。

与协调运动障碍密切相关的一个问题是眼球运动障碍。把手指放到眼球运动障碍孩子的眼前，缓慢左右移动指尖，让孩子眼睛追随指尖移动。我们会发现，孩子的眼睛无法顺畅地跟随手指移动。他们眼睛的跟随运动或者中止，或者向相反方向移动，非常笨拙。追逐动作出现问题会导致孩子在阅读、书写和精细动作方面产生困难。

如果孩子不擅长运动或跳舞，那么他只是在体育课或运动会上很头疼。但是如果书写出现问题则会给其日常生活带来困扰。字迹潦草会被人批评，也会让他自己对写字退避三舍。

笔者自己从小就被字迹潦草的毛病困扰。书写同样的内容，字写得好看的同学会受到表扬；字迹潦草的同学，无论怎么努力把内容写得精彩，都很难让老师认真看下去。老师总是会批评说"什么呀，字迹这么潦草"。

二十几岁的时候，我想当小说家，也参加过几次新人奖的评比。一开始都是手写书稿，所以连第一轮筛选都没通过。我三十多岁时开始使用文字处理器，这才通过第一轮筛选。之后，我又用了七八年的时间才入围决赛。如果没有文字处理器，我可能连不入流的作家都当不上。

然而，我在特殊儿童学校却发现了一件让我感到意外的事情。那里的医生几乎都毕业于日本京都大学医学院，但是所有医生在病历上的字迹都很潦草，有两位医生的字写得比我还差。但是他们都是优秀的医生和研究人员，其中一位后来还成了京都大学医学院的教授。

这么优秀的人比我写字还潦草，这件事让我松了口气。同时我再一次意识到，智力与字迹之间没什么关系。

即使患有发展性协调运动障碍，只要不太严重，就没有大的问题。但是，如果能通过适当的训练，在疾病早期加以改善，那么情况肯定会好得多。

我的字后来有所改善，那是为了写情书特意去练习了钢笔字。我觉得如果字迹太难看，从一开始我的意中人就不会理我，所以我打定主意把字练好。遗憾的是，我的恋情最后无疾而终。不过那之后，我的字迹却不再像以前那么潦草了。

发展性协调运动障碍常常伴有本体觉或前庭觉的问题。本体觉是感知自己身体位置和角度的一种感觉。如果一个人的本体觉较弱，他就会误判自己与周围人或物的距离，导致撞到人或东西上，或者无法感知手脚的屈伸度，就无法很好地做垫上练习或单杠运动。

除了这些困扰，发展性协调运动障碍人群还很难保持住同一种姿势，久坐容易感到痛苦。这一点有时被当作多动症状，但是姿势保持困难与多动是不同的，应对措施也不相同，明确区分二者非常重要。

# 身体动作笨拙容易给社交带来困难

\* \* \*

发展性协调运动障碍不仅是小脑和前庭器官的问题，它还与连接左右脑的胼胝体的发育，以及统合视觉和运动的大脑皮层区域功能有关。

视觉空间工作记忆也会影响肢体运动。要想快速掌握舞蹈和编舞的肢体动作，需要用眼睛看，然后学会这些动作。这里需要的是视觉空间工作记忆，它不同于掌握数字和语言的听觉工作记忆能力。

协调运动不仅关系到动作的灵巧性，它还关系到一个人的社会功能和社交技巧。手部和身体不灵巧往往导致社会功能方面变得笨拙。举止笨拙会给对方留下不好的印象，甚至可能成为他人嘲弄的对象。一个人能否流畅地进行协调运动，在很大程度上关系到他的社交能力。

当一个人存在发展性协调运动障碍时，他在日常生活的问题不仅体现在运动方面，他在沟通、人际关系、强迫症状等方面也容易出现问题。

从这个意义上说，发展性协调运动障碍不是一种独立的障碍，它是一种容易伴随多种发展问题的、发生频率很高的障碍。

发展性协调运动障碍的重要性在于：其一，它是早期发现发育问题的重要信号；其二，它是改善发育问题的抓手，同时也是其晴雨表。

我们不要轻视它，认为这只是运动或手部的问题。通过大量训练，我们不仅能在很大程度上克服协调运动的问题，还能有效改善社交技巧。

### 不擅长记录黑板板书的初中生

初一的R同学怎么也记不好板书。他不知道将目光从黑板转移到笔记的过程中要看什么，无法将板书很好地抄写下来。他的笔记总是乱七八糟，而且总是抄不完。医生告诉他，他的眼球运动不顺畅，所以他接受过眼部训练（视力训练）。在那之后，他的字比以前写得好看了，也能顺利地读取文字了。但是，就是板书怎么也记不好。母亲心灰意懒，认为孩子的板书再也写不好了。

有一位心理工作人员一直在帮助R同学。他发现，R同学的肢体动作不协调，他的手脚动作不一致，左右肢体动作也不一致，无法很好地配合。心理工作人员认为，R同学之所以写不好板书，不仅因为眼球运动差，还因为他的手眼运动不协调。

　　为了让两者很好地配合，只练眼力是行不通的，R同学还需要整个身体的联动训练。为此，他们做了一个课程计划，引入了大脑体操（美国教育家保罗·丹尼森博士开发的激活大脑的运动），并将其编入R同学的训练中。

　　不出所料，R同学并不能很好地完成大脑体操的基本动作。起初，R同学很焦躁，几乎失去了训练的动力，但工作人员鼓励他，说他的动作在一点一点地进步。在鼓励之下，他每次都坚持训练。

　　有一天，他的母亲去看他，当看到他的变化时发出了欢呼。因为R同学突然可以记录板书了。为R同学做咨询的心理咨询师也同样感到惊讶。在此之后，R同学开始喜欢上学习了。

# 什么样的训练有助于提高大脑的统合能力？

\* \* \*

从小练习球类运动、体操和游泳，对提高协调能力有一定的效果。弹奏钢琴或电子琴需要左右手做出不同动作，或在手部动作的同时踩下脚踏板，通常认为这种训练可以促进左右脑的统合。

事实上，在很多情况下，一个人即使不擅长运动，但是如果他从小练习乐器或从事某项体育活动，他的协调运动能力也会得到提高。所以即使协调运动方面有问题，我们也可以通过从小训练来克服它们。

有的人小时候动作笨拙，后来经过大量练习成为专业运动员。如果小时候没有把握住锻炼的机会，长大之后再进行训练，也能获得一定效果。很多动作不灵活的人，后来却成为外科医生，这都是很好的例子。

如果因为不擅长而放弃运动，这样你就不会有任何变化，只会养成逃避锻炼的坏习惯。训练是保证动作熟练的关键。

一项针对音乐学院学生的研究发现，在能力相仿的前提下，有的人能上升到专业水平，有的人只停留在业余水平上，这取决于他们练习时间的长短。达到专业水平的人，到 20 岁时已经积累了 10000 小时的练习时间；而停留在业余水平的学生，他们的练习时间只有 2000 小时左右。勤奋才能培养出天才。

## 哈利·波特扮演者丹尼尔·雷德克里夫的例子

全球大热电影《哈利·波特》（*Harry Potter*）系列中，哈利·波特的扮演者丹尼尔·雷德克里夫在自传中说，自己是发展性协调运动障碍患者。

七岁时，雷德克里夫被诊断出患有"失行症"，这是当时英国人用来表示发育协调运动障碍的诊断术语。雷德克里夫说他不大会骑自行车、不擅长游泳，而且连系鞋带都有困难。

然而，他作为演员却很活跃，甚至在电影中参演动作戏。戏剧电影对他来说也是一个很好的训练场。

# 第九章

# 不擅长学习的人——学习障碍
# 和边缘智力

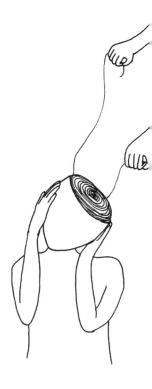

# 学习不好的五个原因

\* \* \*

有很多孩子不擅长学习，但每个孩子的情况各有不同。根据原因不同，这些孩子大致可以分为五类。

第一类是智商整体上比较低，这被称为"智力障碍"。智力障碍中有一种情况经常被我们忽视，得不到社会上的支持，这就是智力的灰色地带，即"边缘智力"。

第二类是只有语言能力低下，这被称为"语言障碍"。这样的孩子可能数学学习很好，但是语文和社会类课程都非常差，甚至有时说话都结结巴巴。

第三类被称为"学习障碍"，孩子的智商整体上在正常范围，但是在某一方面的学习能力极低。换句话说，学习障碍并不意味着无法学习。当孩子在书写汉字、阅读文字、做计算等某个领域内能力非常低的时候，会被诊断为学习障碍。有时我们也使用"特定学习障碍"来表示他们在某一领域的学习能力障碍。

第四类不是智力本身的问题，而是注意力和执行任务的能力问题，比如无法保持专注力，无法在期限内完成任务。这种情况常见于多动症患者。

第五类是智力本身没有问题，但是有强迫症状，对某些事物有强烈兴趣，所以只学习自己喜欢的科目，而且过于在意细节，无法进行有效学习，无法取得好的成绩。这种情况常见于有自闭症谱系障碍的孩子。

在本章中，笔者将重点关注灰色地带中常见的边缘智力和学习障碍问题。

# 容易被忽视的智力障碍

\* \* \*

如果及时发现孩子存在智力障碍，就能得到社会上的各种帮助，这样一来，即使有智力障碍，孩子也能按照自己的步调逐渐发育进步。但是，现在的问题有两个：一个是，我们往往在没有意识到孩子存在智力障碍的情况下，硬是把他安排到普通班级；另一个是，孩子的智力问题没严重到智力障碍的程度，而是属于边缘智力，这种情况我们应该如何处理。

周围的人通常认定，如果孩子某一方面的能力很强，那么其他方面的能力肯定也不弱。这样一来，即使他存在智力问题也很难被发现。

例如，如果一个人的语言和社交能力比较强，沟通几乎没有问题，那么人们不会认为他存在智力障碍。但是，其实他的知觉统合和工作记忆能力较低，所以他学不会高难度的内容。周围的人会很奇怪——他怎么会学习很差呢？直到进行了智商测试，才知道他在智力方面存在很大问题。

边缘智力指的是智商为 70~80（或 85）的智力水平。这类人占总人口的近 20%。他们中的一些人在小学之前的成绩都很好。但是，随着学习内容越来越难，对抽象思考能力和理

175

解能力的要求越来越高，他们开始很难跟上学习进度。这种问题单靠努力是无法弥补的。

但是，有的时候周围的人对他们寄予厚望，这种期待逐渐变成了他们的负担。父母单方面将期待强加于孩子，导致孩子和父母的关系恶化。他们叛逆，做出种种出格的行为。还有的孩子出现了成瘾行为，例如，沉溺于游戏、恋爱甚至吸毒。因为他们想要通过其他方式来发泄学不好的挫败感。有时他们会被周围人的期待压垮，失去自信并变得孤僻。

此时，我们可以进行发育评估测试，客观了解孩子的真实情况，避免家长对孩子寄予过高的期望，通过这种方式来改善亲子关系和孩子的处境。

## 只能选择医学院的少年

小Y的父亲和祖父都是医生，在家人的教育之下，他从小就认为自己长大肯定是要做医生的。一直到小学，他的成绩都很好，符合家人的期待。中学他也成功考入了私立名校。

但是，进入初中之后，小Y的成绩开始停滞不前，与父母的关系也随之变得紧张。父亲认为他不够努力，开始干涉他的学习方法和学习时间，甚至强迫他停止社团活动，专心学习。

然而小Y的成绩却更差了，虽然勉强考上了高中，但却失去了学习的动力，从高一下学期开始频繁请假。照这样下去，别说读医学院了，就连高中都无法毕业。无奈之下，父母带着小Y去了医院。

为了稳妥起见，他们做了发育评估测试。结果发现小Y的智商远低于预期，只有80左右。他的语言理解能力是90，但是知觉统合和处理速度只有70。

可能因为小Y不想学习，所以评估分值非常低。但是尽管如此，从如此低的智商分值我们不难推测，小Y一直以来都在勉强自己去学习。对于孩子来说，只有考入医学院才是头等大事，父母没有发现孩子的特点和能力，只是给他期待和压力。

当父母得知儿子的真实情况后，一改过往对小Y寄予过高期望的态度，开始尊重他的感受和决定。小Y逐渐恢复了开朗的性格，转学到另一所高中后，选择学习艺术类课程，因为本来他就有艺术方面的天赋。

小Y的父母在他高中时察觉到了他的问题，改变了对他的职业期待，因此能够减轻对小Y的伤害。但是有的人不断勉强自己，好不容易考入了临床医学或口腔医学，入学之后才发现自己不适合当医生，最终放弃了医学专业。为了防止这样的悲剧发生，家长们一定要了解孩子的天赋和素质，不要将自己的期待强加给孩子。

## 拒绝上学、闭门不出的女孩

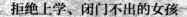

小 M 是一位 20 多岁的女孩，安静拘谨。她从小学高年级开始就频繁请假，中学几乎没办法去学校。函授高中毕业之后，她开始打工，但是哪里都做不长久。她逐渐失去信心，闭门不出。

有一天，家人嘲讽她连工作也不找，她受到刺激，服下大量药物企图自杀。

后来，小 M 病情逐渐好转，但是仍然无法主动去上班。兼职工作也不顺利，她完全丧失了自信，工作成了她的心理阴影。

小 M 是单亲家庭，母女相依为命，经济上不充裕，妈妈和外婆的关系也不好，经常为了钱吵架，所以小 M 也想出去找工作，独立生活。

病情好转之后，小 M 决定做一下发育评估测试，为制定人生目标做参考。然而检查结果发现，小 M 的智商只有 70 出头，属于边缘智力。有时我们把 75 作为智力障碍的分界线，按照这个标准的话，小 M 患有轻度智力障碍。

小 M 虽然性格拘谨，但却是一个认真回应问题、处事周到的女孩。在做检查之前，她从来没想过自己存在智力问题。

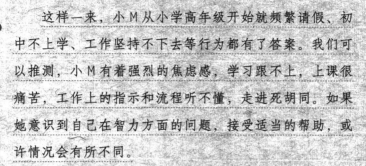

这样一来，小 M 从小学高年级开始就频繁请假、初中不上学、工作坚持不下去等行为都有了答案。我们可以推测，小 M 有着强烈的焦虑感，学习跟不上，上课很痛苦，工作上的指示和流程听不懂，走进死胡同。如果她意识到自己在智力方面的问题，接受适当的帮助，或许情况会有所不同。

后来，小 M 领取了精神障碍者保健福利手册，接受了就业过渡帮助，以残疾人的身份找到了工作。一开始她仍然很焦虑，但是现在已经习惯了新工作，也能愉快地谈论职场话题。她可以离家外出工作，与家人之间保持了一点距离，这也让她感到轻松。

像小 M 这样的边缘智力人群中，很多人都没有察觉自己的问题。接受检查，了解现状，接受适当的帮助，这对于他们今后的人生来说非常重要。

# 不擅长学习，但擅长技术与表现——学习障碍与视觉空间型

## \* \* \*

学习不好的另一个常见原因是学习障碍。学习障碍人士的智商并不低，他们只是不擅长阅读、计算等特定领域的知识。在这些人当中，有的人只是不擅长一个领域，有的人不擅长多个领域。尽管如此，他们有其他擅长的领域，所以，他们的智力是正常的。

他们中有的人擅长实践操作，有的人视觉空间能力较强，在运动、手工、技术、艺术、戏剧等领域表现出色。这样的人常常被称为"匠人"，包括工匠、名匠、艺术家、诗人等有一技之长的人。不少匠人都有学习障碍或者存在这种倾向。事实上，一个人在这方面能力比较弱，那么往往在其他方面能力会比较强。

视觉空间型人士与学习障碍人士有相似之处。他们不擅长用语言来思考和表达，而是利用眼睛、四肢和身体来执行任务，利用感官来理解和表现。他们不适合坐在教室听课，但是在实践方面却很活跃，能够展现出真正的潜力。

视觉空间型的人通常在特定领域具有天赋。他们的语言

能力不一定差，很多诗人都有视觉空间型的特点。

诗人金子光晴觉得自己不属于学校，但是他很擅长绘画。佐藤八郎是以《找到了小小的秋天》等作品闻名于世的童谣作家和诗人，少年时代的他无法接受父亲抛弃母亲的行为，频繁做出出格举动，成为恶名昭彰的不良少年，但是他同时也是一名棒球少年。

德国作家迈克尔·恩德（Michael Ende）通过《永远讲不完的故事》等作品，在奇幻儿童文学领域创造出里程碑式的成就。他非常讨厌学校，曾经留过级。他的古文和数学成绩都很糟糕，只有美术成绩很好。他具有丰富的想象力，这为他的作品增色不少。这种想象力或许来源于他自身视觉空间型的特性。

要培养这种类型的人，不一定非要他们去学校学习，而是要为他们找到自己喜欢的道路或合适他们的领域，让他们去工作。在追求自己理想的过程中，他们的天赋会开花结果。

# 多数学习障碍人士的任务处理速度很快

\*　　\*　　\*

　　学习障碍人士的特点是语言理解力和工作记忆力低下，但是任务处理速度快。处理速度是指能够快速处理相对简单任务的能力。如果这项指标远高于其他群指数，就意味着他不擅长处理语言理解和知觉统合等复杂的任务。

　　虽然他们不擅长英语和数学等所谓的学习任务，但是如果是单纯的实践作业，他们可以非常迅速地做好。在学生时代，他们在学业上比较吃力，过得很痛苦。但是一旦遇到适合自身特点的技术和职业，他们中的很多人都能在社会上大放异彩。

# 当伴有自闭症倾向时

\* \* \*

如果一个人只是任务处理速度较快，但是其他群指数很低，那么他可能或多或少伴有社交困难。他的语言理解能力和工作记忆能力较弱，不擅长用文字表述，也不擅长倾听他人的话，知觉统合能力差，不善于感知氛围，很难站在他人立场考虑问题，在某种意义上，他的社交肯定会有问题的。

在这样的人群中，可能有一部分人伴有自闭症倾向。自闭症谱系障碍有两种类型，一种是任务处理速度相对比较低的类型，也就是语言和记忆方面具备优势的逻辑型；另一种是任务处理速度相对较高，擅长处理简单任务的类型。同样都是自闭症谱系障碍，他们的特征也大不相同，我们在选择职业时要充分考虑到这一点。

# 学习障碍涉及的六个方面

\* \* \*

特定学习障碍通常表现为在某一方面的学习能力非常低。广为人知的是以下六个方面的学习能力。

（1）阅读：最突出的表现是朗读能力差。

（2）句子理解：阅读理解能力差，无法理解文章的意思。

（3）拼写困难：字母拼写困难，汉字写不出来，英文拼写记不住，等等。

（4）书写困难：不能通过书面表达思想，不能正确地运用语法表达思想。

（5）理解数字和计算数字困难：很难理解数字代表什么，很难进行数字运算。

（6）数学推理困难：很难从问题中整理出所需信息并列出公式，解决数学问题（非常不擅长数学应用题和思考题）。

（1）和（2）并称为"阅读障碍"，（3）和（4）并称为"书写表达障碍"，（5）和（6）并称为"计算障碍"。

演员汤姆·克鲁斯（Tom Cruise）不能很好地阅读，小学一年级时被诊断出患有阅读障碍。画家毕加索既有阅读障碍，也有计算障碍。迪士尼电影的缔造者华特·迪士尼在学校除了绘画和戏剧，对任何事情都不感兴趣，他的阅读、写作和数学成绩都很糟糕。

有很多孩子读、写、算虽然没有问题，但是不会阅读文章，作文写不好，数学应用题和思考题也不会做。不过，除非情况太糟糕，否则这些孩子不会被诊断为学习障碍，通常他们都被归类为灰色地带。

但是，现在的学校非常重视阅读理解、写作和数学思考题，在这些方面存在问题一定会影响到学业，所以很多人都在寻找有效的对策。

# 学习障碍和工作记忆

＊　＊　＊

学习障碍涉及各种能力问题，不能一概而论。不过人们通常认为，语言理解能力和工作记忆能力低下会导致出现学习障碍。尤其工作记忆能力对学习影响很大，因为它关系到一些更基本的问题。

一个人如果工作记忆能力低下，会很难记住数字和单词，这样他就无法很好地进行计算和理解文章。尤其是多重计算和理解较长的文章对他们来说更加困难。

如果只是语言理解能力低，那我们要考虑他是不是只是语言能力发育不良，也就是说考虑他是否患有语言障碍。不过在学习障碍人群中，除了语言障碍，很多人的工作记忆能力也都很低。

工作记忆有暂时保存记忆的功能，起着大脑备忘录的作用。除了负责记忆，工作记忆还负责理解和思考，所以，它并非简单的备忘录，其作用更类似于电脑的中央处理器。

中央处理器的容量和性能越高，信息处理速度越快。反过来，中央处理器的容量和性能越低，它的处理速度就会越慢，就像电脑死机一样。

像长篇文章的阅读、作文、数学应用题那样的任务，需要从大量信息中选择必要的信息，对信息展开逻辑思考，利用几个要素构建起整体，这属于高级任务，对工作记忆的容量和性能都提出了较高的要求。

# 工作记忆能力较低时会发生什么？

\* \* \*

我们将智力分为结晶智力和流体智力。结晶智力是通过知识等经验的积累来获得的智力；流体智力是快速读取眼前的信息并处理任务的智力。

通常认为，工作记忆在流体智力中起着核心作用。此外，还有一些学者认为，工作记忆是结晶智力和流体智力的共同基础因素。

工作记忆在整体智力，尤其在处理当前任务时起着核心作用。

如果你的整体智力在正常范围内，但工作记忆却在边缘水平以下，那么首先出现的问题可能是学习困难，以后还可能出现各种其他问题。

工作记忆不仅关系到阅读、写作和计算，还关系到控制情绪和行为、有计划地行动、通过沟通来理解他人、站在更广阔的视角转移注意力、更多地看到事物好的一面，等等。如果一个人的工作记忆能力较低，他将无法做好这些事情。

如果一个人的工作记忆容量很小，那就像是在一个小容器中处理外部世界涌来的大量信息，信息很快会把这个容器装满并溢出。于是，这个人会很容易在冲动时做出判断，或者一直陷在不好的想法中无法走出来。

# 听令能力弱与工作记忆

＊　＊　＊

　　如果一个人的听令能力较弱，那么小时候他可能会不听老师的话，或者即使听到了也心不在焉。长大之后，他会漏听或听错工作上的指示，从而导致在职场中犯错。

　　听令能力弱的原因之一是工作记忆能力低。工作记忆是一种类似备忘录的记忆，它会暂时记住耳朵听到的信息。对于工作记忆弱的人来说，如果对方讲话时间过长，那么他的记忆容量很快就会过载，导致最初听到的东西被漏掉。

　　人的暂时记忆的容量是非常有限的，能够记住的数字平均只有 7 个，能记住 10 个数字的人则属凤毛麟角。写到这里，笔者不得不感慨，我们人类连区区 10 个数字都记不住。

　　就句子而言，因为我们可以理解句子的内容，所以只需听一遍就能记住几十个字组成的句子。但是要记住由 10 个以上不同类型关键词组成的文章就没那么容易了。如果这些关键词在内容方面有关联，那么记忆难度会降低。由此可以看出，知识能够帮助我们推断文章内容，让记忆更加容易。

　　同声传译的译员拥有很强的工作记忆能力。在听取一种语言的同时，将它们翻译出来，再用另一种语言表达出来。他们需要同时处理这三项任务，为此，他们必须具备超强的工作记忆能力。不过他们并不是一开始就能做到这一点的，这是通过训练才能获得的技能。换句话说，我们也可以通过训练来提高工作记忆能力。

# 工作记忆能力与社交技能也有关系

\* \* \*

近年来，人们逐渐开始明白，工作记忆看似功能简单，实际上却发挥着重要作用。如果一个人的工作记忆数值比其他群指数低，那么他的社交技能和社交想象力也一定会很差。

一个人的工作记忆容量小，他会很容易被眼前的事情压得喘不过气来。他无法关注到周围的状况，该说的话说不出来，做不到充分考虑之后再说话。

要想站在对方的立场思考问题，就需要从各种角度去考虑对方的处境。工作记忆能力弱的人，一件事两件事就已经不堪重负，他们很难再从各个角度为对方考虑。因为要从容应对这种场合，工作记忆需要有一定程度的容量，而他们的工作记忆容量很小。

如果一个人的工作记忆能力很差，他可能不知道应该说些什么，只能呆呆地站着。他不会想到跟人道谢，也不会与人搞好关系为自己的将来做打算。

心思活泛、做事周到细致，会给我们争取到职业发展的机会，而这种能力也在很大程度上受到工作记忆能力的影响。

# "读数字"的方法告诉了我们什么？

\* \* \*

评估工作记忆能力的常用方法是"读数字"。读出随机排列的数字，按照顺序读出来叫作"顺读"，按照相反的顺序读出来叫作"逆读"。在进行这项评估测试的时候，既要顺读数字，也要逆读数字。从位数少的数字开始，逐渐增加数位。

事实上，这项简单的任务与常规发育 14 项检查中的社交技能、社会想象力等社交问题的关联性最高。越是在读数字方面表现不佳的人，他们在沟通、社交技能和社会性想象力方面越是感到困难。

另外，丰富的词汇量不仅无助于社交技能，反而可能在社交技能方面存在困难，这一点让人感到很意外。

与此相对，在沟通方面困难较少的人，他们往往在工作记忆、转换视角和预测变化等方面表现良好。而转换视角和预测变化这二者与知觉统合能力息息相关。

也就是说，要提高沟通能力，只做语言训练并没有太大用处，我们更应该去提高工作记忆能力，训练转换视角和预测变化的能力，提高知觉统合能力。

一个人能使用较难的词汇，或者拥有雄辩的口才，并不代表他擅长沟通。反过来说，根据场合和对方的反应很好地做出双向沟通，不一定需要知晓大量词汇。有的时候，知道很多较难的词汇、善于说理、知识丰富反而妨碍人际沟通。

能够紧紧抓住对方面部表情的细微变化或者气氛的变化，灵活调整说话方式和话题走向，这才是良好沟通的关键。

无论学习障碍患者，还是智力障碍患者，他们的工作记忆能力（包括"读数字"在内）通常都比较低，因此工作记忆低成为疑似发育障碍的关键指标。"读数字"的方法在评估工作记忆能力方面简单易行，是一种便捷有效的方法。

# 在学习上磕磕绊绊的儿童常见的发育特征

\* \* \*

在一般的发育评估测试中，工作记忆指的是听觉工作记忆。然而工作记忆低的人往往不仅在听取指令时有困难，他们在阅读理解时也有困难。

在阅读文章时，即使是在默读的情况下，大多数人在小时候都是在脑海中大声朗读的。随着读得越快，越来越熟练，他们无须在脑海中出声朗读，文章会以文字块的形式进入大脑中。

例如，如果你在脑海中阅读"联合国气候变化框架公约"这句话，你将不得不调动大量的工作记忆来阅读它。但是，那些能够在一定程度上快速阅读的人，看到这个词的瞬间，就知道它是简称为 COP 的东西了。

同样，如果按照一个个文字块去理解，那么我们可以很快理解一句话或一段文章。因为此时除了听觉工作记忆，视觉工作记忆也被充分调动起来了。所以人们通常认为，支撑工作记忆的是一种通用功能，它超越了听觉和视觉之分。

也就是说，听觉工作记忆能力的高低通常与视觉工作记忆能力的高低密切相关，表示二者关联性的指数高达 0.8。

但是也有例外。例如，自闭症人士可能只是听觉工作记忆或视觉工作记忆中的某一个异常敏锐。几年前，患有自闭症的画家福岛尚画出的铁路风景画非常细致逼真，几乎可与照片相媲美。这在当时成为人们热议的话题。据说福岛先生仅凭记忆就在画中再现了当时的风景。

有的自闭症患者可以演奏出只听过一次的音乐，有的自闭症儿童可以背诵出只听过一两次的长篇故事。其实他们并没有理解内容，只是记住了词语的发音。

更准确地说，他们所展现的惊人记忆力不能归功于工作记忆，而是来自短期记忆能力。短期记忆与工作记忆的区别在于，工作记忆的目的是处理任务，人们可以随心所欲地控制记忆中的信息，可以随时读取记忆，也可以暂时保存记忆。

与此相对，短期记忆是保存记忆的能力，它与处理任务没有直接关系。人们虽然可以原封不动地记住东西，但是如果要利用这些记忆进行新的加工，他还需要具备其他的能力。如果只拥有短期记忆能力，即使他能记住东西，也会像无法理解意义的婴儿一样，很难应用这些记忆，无法利用它们来解决新的问题。

而工作记忆中的信息是可以随时取用的，所以在处理高层次任务时，工作记忆能力会显得愈发重要。

# 怎样训练工作记忆能力？

\* \* \*

以上可知，工作记忆不仅是记忆力，它还是按照自己的想法临时存储信息、检索信息和处理信息的能力，非常重要。用计算机打个比方，工作记忆就像一台中央处理器。中央处理器的能力决定了计算速度的极限，同理，工作记忆的容量决定了大脑思考能力的极限。

训练工作记忆的方法有很多，经过锻炼，工作记忆不仅会变得更强，在此过程中还会出现一些连锁反应（也被称为转移效应），使这个人的其他能力也得到提高。也就是说，通过训练工作记忆，我们可以提高智力。如果从小就不断训练工作记忆，我们的综合能力都会得到提高。

那么我们应该怎样训练工作记忆呢？有一种简单的方法是百格计算 ❶。如果觉得这种方法过于简单，我们还有一些较难的训练方法。

一是背诵训练。阅读文章，把它记下来，并复述出来。

---

❶ 在 11×11 的表格中，左侧一列和上方一行都是从 0~9 的数字，首格标注运算符号，中间空格让孩子填入计算结果。——译者注

不必一字不差，只要内容把握得当，所有的意思都能表达出来就行了。

如果你坚持要准确复述，并不断重复，那么这锻炼的不是工作记忆，而是短期记忆能力。要锻炼工作记忆能力，总结文章内容比准确复述更有效。因为工作记忆是在加工利用已经记住的内容时才被频繁使用的。

除了阅读训练，一边听一边写的听写训练、不断重复听到的句子的跟读训练，也是很好的训练方法。

还有一种更难的方法，叫作影子跟读法，即在听到句子的同时出声跟读。此外，把读到的文章尽量记住并写下来，或者记录要点的方法也是日常学习时的有效方法。

用耳朵听算术题，并在脑海中计算出来，这是一种身体记忆法，也可以帮助我们锻炼工作记忆。像数独和填字游戏，即使是入门级别的问题，也很难做到在脑海中解题。我们尝试做一下 4×4 数独题，就能马上了解它的难度，所以数独和填字游戏是一种不错的训练方法。

不过，一旦你知道了数独的解题窍门，那么这种练习就变成了简单任务，无法很好地提高工作记忆能力，所以我们一定不要在空格中填数字，而要在脑海中解题，这一点非常关键。

# 比能力本身更重要的东西

\* \* \*

不断进行基础训练，锻炼工作记忆，以及针对自己的问题点制订学习计划，这些方法都可以帮助我们克服学习障碍。但是在做这些的同时，我们还要重拾学习信心，这一点比能力本身更加重要。

无论对于学习障碍者还是其他类型的发展障碍者来说，接连不断的挫折和责备都会摧毁其自信，导致其变得自卑和自我否定，本来可以做到的事做不了了。

数学成绩差的原因之一是数学能力低以及缺乏练习，但是另外还有一个原因，那就是"数学焦虑"，孩子缺乏学习数学的信心，导致越学越差。怀着一定能解决问题的决心去努力，和认为解决不了问题而放弃，这种乐观和悲观的心态带给孩子的影响比能力本身还要大。

那么怎样做才能重拾自信呢？这里有一个捷径，那就是让孩子做自己擅长的事情、喜欢的事情，让他们有成就感。

## 汤姆·克鲁斯的例子

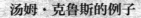

演员汤姆·克鲁斯在上小学时被诊断出患有阅读障碍，无法阅读和书写。如果他没有就医，而是正常去上学，那么他在阅读方面一定会越来越差，人也会越来越不自信。幸运的是，汤姆·克鲁斯接受了特殊教育，能够在完善的学习支持计划中接受强化训练。除了特殊教育，他还需要母亲的帮助。但是即便如此，他有时也会因为无法阅读而被别人欺负和取笑。汤姆·克鲁斯的自信心经常受到打击。

为了改变这种情况，他打算参加一些活动来重拾自信，于是他遇到了戏剧。他的母亲从一开始就对戏剧有着浓厚的兴趣，甚至热衷于参与创办剧团。她鼓励汤姆·克鲁斯去剧团参与表演。

渐渐地，汤姆·克鲁斯发现了戏剧的乐趣并在戏剧表演中发挥了他的才能，背台词和带有感情地朗读台词也帮助他改善了阅读障碍。

到五年级时，尽管阅读的语速还有点慢，总的来说，他的阅读障碍得到了很大改善。尽管如此，为了记台词，汤姆·克鲁斯还是需要让人帮他把台词读出来。但是，他不能总让人为他读，所以他会拼命记台词。

在努力之下，汤姆·克鲁斯能够快速记住台词了。这样的努力或许也有助于加强工作记忆能力和记忆力，所以到他作为演员出道时，他已经完全克服了阅读障碍。

由此可见，早期发现、适当训练、做自己喜欢的事情并享受它，能够为我们带来奇迹。

第十章

# 对灰色地带人士来说，对发育
# 特征的认识比诊断更重要

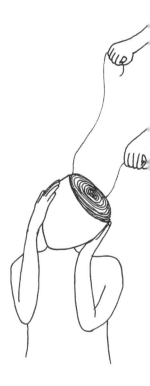

# 发育特征比诊断名称更重要

\* \* \*

当我们了解了典型的发展障碍以及灰色地带的不同发育特点之后，我们会发现，有时医生做出的诊断与疾病的基本特征之间是不一致的。

目前，大多数发展障碍都是根据症状来诊断的，只有智力障碍和学习障碍是根据客观检测结果来诊断的。

自闭症和多动症是最为常见的发展障碍。目前还没有特异性检查结果可以作为诊断的依据。即使是国际上普遍使用的诊断标准也是根据症状和过程来做出诊断的。就多动症而言，目前的情况是根据本人或监护人的主诉症状进行诊断。有相关人士指出，大约一半的病例有可能被过度诊断了。

但是，即使一个人处于无法被确诊的灰色地带，也并不代表他没有问题，灰色地带的患者遇到的困难并不少。有的时候虽然症状没有达到诊断标准，但是如果几种症状重叠，也会给他的生活带来很大影响。还有的时候虽然只有部分症状符合诊断标准，但也可能为他带来很严重的问题。

从上文我们可以看出，即使诊断名称相同，患者的发育特征也可能完全相反。如果我们认为仅凭诊断名称就能够了解患者的特点，并以同一种方式展开治疗，那么结果很有可能事与愿违。比起诊断名称，我们更要准确地掌握每个患者的基本发育特征，这一点非常重要。

说起特征，人们通常会关注智力检测的各项数值。不可否认，智力检测的确很重要，但是不要忘记，有许多发育特征是智力检测无法检查出来的。

智力检测连同理心、社交能力、相互沟通等基本功能都无法检测，更不用说执行功能中的决策、计划、灵活性等功能了。而我们首先要准确掌握的就是包括这些能力在内的基本发育特征。

相信读完本书的读者们已经大致掌握了自己和身边人的各种发育特征。比起诊断名称，对发育特征的掌握更能帮助我们有效应对各种问题。

之所以这样说，是因为重要的不是辨别一个人是否存在发展障碍，而是了解这个人的长处和短处，并给予他们适当的帮助和训练。这一点对于灰色地带人士来说尤为重要。

近年来，人们已经逐渐将发育特征理解为神经多样性而不是发展障碍。这种特征是带有个人特色的大脑特征，是一种个性。试图将这些特征划分为几种诊断类别，就像用人为的几条边框划分自然的多样性一样。

# 十年后诊断将完全改变

\* \* \*

谈到医学诊断，人们会产生一种错觉，认为这种诊断基于一种确凿的证据，具有不可动摇的客观性。但是其实它是极其不稳定的，具有过渡性的特点。十年之后，现在使用的诊断名称很有可能会发生变化。不仅是诊断名称，就连诊断概念和诊断体系本身都有可能发生变化。

目前我们使用的美国精神病学协会精神疾病诊断和统计手册（DSM）的诊断标准是根据观察到的症状进行疾病分类，但是我们现在正在努力探索一种新的诊断标准，根据更基础的病情进行诊断。

一个具有代表性的项目是美国国家精神卫生研究所（NIMH）推动的研究领域标准计划（RDoC）项目。他们尝试不使用诊断名称，而是通过遗传基因、神经科学和行为科学等生物学机制来对各种障碍性疾病的病情进行分类。

到那个时候，我们将不再通过多动症、自闭症等诊断名称，而是通过客观标准（例如，基因多态性、表达水平、受体和酶的活性、执行功能和工作记忆等）来理解疾病的特征和病情。

关于自闭症，人们已经将诊断概念做了很好的梳理，逐渐证实了疾病与潜在遗传因素、大脑功能异常之间的关系。但是从病情层面来看，各种杂多症状仍然混杂在一起，这一点没有任何变化。至于多动症，这一诊断概念可能在不久的将来会被抛弃，取而代之的将是另外一个概念。

在这种情况下，由依恋系统障碍引发的依恋障碍将变得更加重要。多动症将根据新的框架被重新分类，它将被分成由依恋系统障碍引发的障碍和由遗传因素和器质性因素引发的障碍。与此同时，我们还将根据每个病例的个体特征来理解它。自闭症领域也可能发生同样的范式转变。

但是，就算诊断名称或诊断体系发生了变化，我们只要充分理解疾病的基本特征和基本问题，就可以做出正确的应对。究其原因，并非人的发育特征本身在发生变化，只是医学概念没有跟上人的基本发育特征而已。

在撰写本书的过程中，我再次意识到很多灰色地带患者都存在依恋问题。

特别是我们这个时代杰出的企业家贝索斯和马斯克，还有已故苹果公司的创始人乔布斯，他们的成长环境都非常复杂。他们都存在依恋问题。这些情况非常具有代表性。今天越来越多的人因依恋问题而感到痛苦，贝索斯、马斯克、乔布斯的故事也许会给这些人带来希望。他们的故事告诉我们，我们可以将逆境转变为正能量。

# 参考文献

- 『DSM-5 精神疾患の診断・統計マニュアル』日本語版用語監修：日本精神神経学会、高橋三郎、大野裕監訳 / 医学書院 / 2014

- 『WISC-Ⅳの臨床的利用と解釈』アウレリオ・プリフィテラ、ドナルド・H・サクロフスキー、ローレンス・G・ワイス著、上野一彦監訳、上野一彦、バーンズ亀山静子訳 / 日本文化科学社 / 2012

- 『村上春樹の秘密 ゼロからわかる作品と人生』柘植光彦著 / アスキー新書 / 2010

- 『対人距離がわからない　どうしてあの人はうまくいくのか?』岡田尊司著 / ちくま新書 / 2018

- 『ADHD の正体　その診断は正しいのか』岡田尊司著 / 新潮社 / 2020

- 『自閉スペクトラム症 「発達障害」最新の理解と治療革命』岡田尊司著 / 幻冬舎新書 / 2020

- 『いまどき中学生白書』魚住絹代著 / 講談社 / 2006

●『回避性愛着障害　絆が希薄な人たち』岡田尊司著／光文
社新書／ 2013

●『ジェフ・ベゾス 果てなき野望』ブラッド・ストーン著、
滑川海彦解説、井口耕二訳／日経 BP ／ 2014

●『イーロン・マスク 未来を創る男』アシュリー・バンス
著、斎藤栄一郎訳、講談社／ 2015

●『ワーキングメモリと日常：人生を切り拓く新しい知性 ( 認
知心理学のフロンティア )』T.P. アロウェイ、R.G. アロウ
ェイ編著、湯澤正通、湯澤美紀監訳／北大路書房／ 2015

●『ポリヴェーガル理論入門：心身に変革をおこす「安全」
と「絆」』ステファン・W・ポージェス著、花丘ちぐさ訳／
春秋社／ 2018

●『ミヒャエル・エンデ―物語の始まり』ペーター・ボカリ
ウス著、子安美知子訳／朝日選書／ 1995

●『創造の狂気 ウォルト・ディズニー』ニール・ゲイブラー
著、中谷和男訳、ダイヤモンド社／ 2007

●『トム・クルーズ 非公認伝記』アンドリュー・モートン
著、小浜杳訳／青志社／ 2008

●『発達性協調運動障害 [DCD]：不器用さのある子どもの理
解と支援』辻井正次、宮原資英監修、澤江幸則、増田貴
人、七木田敦著／金子書房／ 2019

●『宮沢賢治 すべてのさいはひをかけてねがふ』千葉一幹著／

ミネルヴァ日本評伝選 / 2014

- 『愛着アプローチ　医学モデルを超える新しい回復法』岡田尊司著 / 角川選書 / 2018
- 『発達性トラウマ障害と複雑性 PTSD の治療』杉山登志郎著 / 誠信書房 / 2019
- "A Parent's Guide to Asperger Syndrome and High-Functioning Autism: How to Meet the Challenges and Help Your Child Thrive" Sally Ozonoff, Geraldine Dawson, James McPartland, 2002
- "Dyslexia: Learning Disorder or Creative Gift?" Cornelia Jantzen, Floris Books, 2009
- "Autism and Asperger Syndrome (The Facts)" Simon Baron-Cohen, Oxford University Press, 2008
- "Diagnosing Learning Disorders A Neuropsychological Framework 2nd Edition " Bruce F. Pennington, The Guilford Press, 2009
- "Outsmarting Autism, Updated and Expanded: Build Healthy Foundations for Communication, Socialization, and Behavior at All Ages" Patricia S. Lemer, North Atlantic Books; Expanded, Updated 版、2019

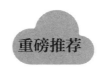

重磅推荐

入选中国社会心理学会 2023 年心理学年度书单图书

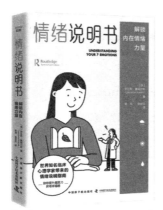

《情绪说明书：解锁内在情绪力量》

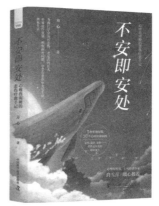

《不安即安处：心理咨询师的悲伤
疗愈手记》

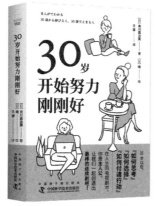

《30 岁开始努力刚刚好》

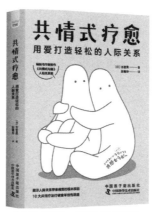

《共情式疗愈：用爱打造轻松的
人际关系》